おとなの発達障害
診断・治療・支援の最前線

岩波明 監修　小野和哉
林寧哲　柏淳 ほか

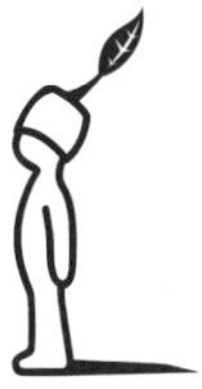

光文社新書

はじめに

近年、「おとなの発達障害」は、医療の中でも、一般の方においても、広く関心を持たれるようになりました。本書は、この「おとなの発達障害」に関する最前線のテーマを、お知らせする内容となっています。

発達障害に関しては、多くの記事を雑誌やインターネットで見かけるようになりました。テレビのバラエティ番組でも、よく取り上げられています。ただその内容を見ると、基本的な点を誤解しているところが少なからずあります。

たとえば、あたかも「発達障害」という病気が存在していると考えられている点は、大きな問題です。発達障害という名称は総称で、さまざまな疾患を含んでいるものであり、単一の発達障害という疾患があるわけではありません。

けれども、テレビ番組などでは、「発達障害」という疾患が存在するかのようにひとまとめにして扱われることが少なくありません。これは、重大な誤解を与えてしまいます。

発達障害には、二つの主要な疾患が存在しています。

その一つとして、「ＡＳＤ（自閉症スペクトラム障害、自閉スペクトラム症）」が挙げられます。このＡＳＤという名称は比較的最近使われるようになったもので、以前に使用されていた、「広汎性発達障害（ＰＤＤ）」とほぼ一致しています。

ＡＳＤには、自閉症、アスペルガー症候群（アスペルガー障害）などが含まれています。ＡＳＤに共通した特徴としては、対人関係やコミュニケーションに障害が見られることと、言動に特有のこだわり（常同性）が認められることが挙げられます。

もう一つの主要な疾患は、「ＡＤＨＤ（注意欠如・多動性障害、注意欠如・多動症）」です。ＡＤＨＤは、不注意、集中力の障害と多動・衝動性を主な症状とするものですが、有病率がかなり高いことが知られています。

成人におけるＡＳＤの有病率は１％程度とされていますが、ＡＤＨＤは３～５％、ときにはそれ以上見られるという研究も存在しています。

本書は、この二つの疾患についての内容が中心となっています。

これまで長期にわたって、発達障害の診療や研究は、小児や思春期の患者を対象としてきました。ところが、欧米では１９９０年代から、わが国では今世紀になってから、ＡＳＤやＡＤＨＤの特徴は成人期以降も持続的に認められることが明らかとなり、成人期の発達障害に対する治療や援助の必要性が認識されるようになりました。

これまで児童精神科は、小児期においては、自閉症とその関連疾患を主な治療の対象としてきました。というのは、小児における発達障害の中で、知的障害を伴うことが多い自閉症が、もっとも治療や対応が難しいものであったからです。

また教育の現場でも、もっとも注目されてきたのは、やはり自閉症でした。自閉症に対しては、ノースカロライナ州立大学を中心に開発されたTEACCH（Treatment and Education of Autistic and related Communication handicapped Children）などさまざまな教育プログラムが開発、実施されてきました。

私が研修を行った東大病院の精神科には、小児部という独立した部門がありました。そこでは小児の発達障害の治療と養育を行っていましたが、自閉症の専門医であった太田昌孝先生が主宰していたこともあり、治療の対象としていたのは小児の自閉症でした。他の児童精神科の診療機関でも状況はほぼ同じで、発達障害の診療といえば自閉症が中心だったのです。
このような「伝統」が存在していたこともあり、成人期においても注目された発達障害は、自閉症圏の中でもっとも軽症のタイプであるアスペルガー症候群でした。

わが国で発達障害が注目を集めたのは、このアスペルガー症候群という病名が知られるようになったことがきっかけで、病院やクリニックにおける診療でも、アスペルガー症候群に対する治療が中心でした。

自閉症では、周囲への無関心、対人関係における孤立とともに、特有の常同的な行動パターンが主な症状として見られます。自閉症は知的障害を伴っていることが多いのですが、アスペルガー症候群では知的機能は正常で、かなりの高学歴の人も存在します。

ただアスペルガー症候群でも、対人関係やコミュニケーションの障害は自閉症と類似したものがあり、学校時代に仲間入りができなかったり、生涯にわたり孤独な生活を続けたりする人も珍しくありません。

またアスペルガー症候群の当事者は、他人の感情に無関心で、非言語的なコミュニケーションが苦手なため、「空気が読めない」「場の雰囲気が理解できない」ことが起こりやすく、職場などで不適応となることがしばしば見られます。

昭和大学では、十数年前から烏山病院において発達障害の専門外来やデイケアを開設し、成人期の発達障害の診療を行ってきました。烏山病院でも当初は、アスペルガー症候群などのＡＳＤが診療の中心で、ＡＤＨＤには注目していませんでした。

デイケアは、日中に来ていただいて作業をしたり、レクリエーションをしたりというような活動が中心になりますが、さらに少人数のグループでは、ＡＳＤの方が不得意とする日常生活、社会生活の訓練を行う専門プログラムも設けています。その具体的な内容は、本書の第6章で述べられています。

このように、私たちの施設でもＡＳＤを中心に診療してきたのですが、受診者の中にＡＤＨＤの人が非常に多いこと、他の施設でアスペルガー症候群などと診断されているケースでも、実はＡＤＨＤであることがしばしば見られることが、わかってきました。

このため烏山病院では、ＡＤＨＤの専門外来と専門プログラム（ショートケア）を開設して現在に至りますが、ＡＳＤとＡＤＨＤの関係は、現在の精神医学における重要な課題の一つでもあります。

かつて両者はまったく異なるものと考えられていましたが、最近では生物学的な類似性も指摘されています。また、臨床的な症状も類似性が大きく、両者の診断は専門医にとっても難しいことがあります。また日本では、前述したように、診断においても治療面においてもASD（アスペルガー症候群等）へのバイアスが見られるため、さらに事情は複雑となっています。この点については本文の中で述べていますのでご参照ください。

本書は、2019年7月に開催された「第1回　日本成人期発達障害臨床医学会」における講演とシンポジウムの内容をもとに新たに執筆したもので、成人期の発達障害に関する最新の知見が盛り込まれています。

精神医学に関連する学会は数多くありますが、日本成人期発達障害臨床医学会は、このテーマに関して初めて設立された学会です。この学会は、成人期の発達障害の概念の正しい理解に基づく適切な診断・治療の普及や啓発に取り組むことを通じて、医学および医療、その関連領域の発展と充実に寄与することを目的として2019年1月に設立されました。

本書の著者は、大学病院の医師、精神科クリニックの担当医、デイケアの心理士、就労移行支援施設の開設者、当事者団体の代表など多岐にわたり、現在の日本における成人期発達障害の現場の知恵が盛り込まれた内容となっています。発達障害に興味を持っている方、家族や同僚に発達障害の当事者がいる方などに、ぜひご一読いただければと思います。

本書の刊行にあたっては、光文社新書編集部の三宅貴久編集長にお世話になりました。ここに感謝の意を記します。

岩波明

目次

編集協力　佐々木とく子

第1章　成人期発達障害とは何か

小野和哉　聖マリアンナ医科大学神経精神科学教室特任教授

発達障害は、さまざまな障害を含む包括的概念であり、その根底には生物学的基盤の多様性に加え、障害の進行過程の多様性と可塑《かそ》性があります。また、従来障害特性は生得的なものと考えられてきましたが、小児期から継続する発達障害と成人発症の発達障害では、質的な違いがあるという報告もあることから、成人期発達障害とは何かという議論もされるようになりました。

　このようなことを踏まえて、本章ではまず、発達障害という概念や、ＡＤＨＤの基盤障害論の変遷について述べます。さらにＡＤＨＤとＡＳＤの関係について検討し、併存の仕方による経過の違いなども見ていきます。そして、成人期ＡＤＨＤの特性と連続性について考察した上で、最後に発達障害と精神障害の今後の展望について述べます。発達障害をめぐる研究の流れと現状を、大づかみに捉えていただける内容となっています。

1　発達障害とは何か

「発達障害」という概念の形成

従来「発達障害」と呼ばれてきた一群の疾患が、2013年に発行されたアメリカ精神医学会のDSM-5（精神疾患の診断・統計マニュアル第5版）によって、「神経発達症」または「神経発達障害」（Neurodevelopmental Disorder）と呼ばれるようになってから、しばらく時間が経ちました。

DSM-5では、ADHD（Attention-Deficit/Hyperactivity Disorder＝注意欠如・多動性障害）とASD（Autism Spectrum Disorder＝自閉症スペクトラム障害）の併存が認められ、成人期のADHDについても診断基準が決められました。

臨床の場では、発達障害が増加していると言われていて、精神科の一般臨床では、成人期発達障害の治療がしだいに本格化してきました。このような状況の中で、発達障害とは何かを改めて考えてみたいと思います。

発達障害とはこれまで、広い範囲にわたる、脳の成熟過程における障害と定義されてきました。症状はさまざまであり、原因は遺伝と環境にあるとされています。ＡＳＤの概念は、１９４０年代にアメリカの精神科医レオ・カナーや、オーストリアの小児科医ハンス・アスペルガーによって形成されました。ＡＤＨＤの概念が形成されたのは、それから50年の歳月を経てのことです。２０１３年発行のＤＳＭ−５では、その前のＤＳＭ−Ⅳでは独立した障害と捉えられていた自閉性障害、アスペルガー障害、小児期崩壊性障害などが、すべてＡＳＤという一つの障害にまとめられました。そしてＡＳＤ、ＡＤＨＤ、知的能力障害など、さまざまな障害を含む包括的な発達障害（神経発達症）の診断基準が登場しました。この意味で極めて新しい概念です。

生物学的な分類と、理念的な分類「カテゴリー」

さて、ここで少し精神病理学的な話をします。従来、精神疾患は症状の特徴によって、うつ病、統合失調症などのカテゴリー（類型）に分けられていました。つまり、精神疾患の分類は「生物学的な原因」によるものではなく、「症状の類型」によるものであったということです。そこで、ＤＳＭでは１９８０年に、カテゴリーを純粋に「症状の構成」のみで分けることにしたのです。どんな症状があるかによって、どの疾患かを診断することにしたわけです。

これは「臨床におけるニーズ」と「原因探索」という二つの要素を、留保あるいは妥協させたものです。そのため生物学的に起源が明確な分類である「類（器質的起源明確な分類）」と、カテゴリーという理念的な「類型」が曖昧なままになったのです。

ＤＳＭは２０１３年発行の第５版でも、まだこの曖昧さを残しているため、カテゴリーに基づく研究が現在まで行われてきました。うつ病、統合失調症といったカテゴリー別の研究です。

古茶大樹（聖マリアンナ医科大学神経精神科学教授）が指摘するように、カテゴリーという類型は、器質的（生物学的）原因論とは次元の異なる概念です[1]。したがって、うつ病、統合失調症などのカテゴリー別に、その生物学的要因を探ることは、標的が明確でない一群を対象にして要因を探ることであり、そのために十分な成果を上げていない可能性があります。

発達障害はカテゴリーを超えた包括的概念

一方、ＤＳＭ-５ではスペクトラム（spectrum）とディメンション（dimension）という新たなコンセプトが導入されました。

スペクトラムとは連続体のことで、たとえばＡＳＤ（自閉症スペクトラム障害）は、従来は「自閉性障害、アスペルガー障害、小児期崩壊性障害、レット障害、特定不能の広汎性発達障害」という五つの下位分類に分けられていましたが、それを自閉的な特徴が連続的に分布している状態と捉え、下位分類を廃して一つの診断分類にしたのです。

ディメンションとは次元を意味します。ある特徴（症状）を一つの次元と捉えて、Ａという特徴はこの程度、Ｂという特徴はこの程度と、多次元的に評価していく考え方です。

このように、発達障害は包括的概念であり、その根底には生物学的基盤の多様性に加え、障害の進行過程の多様性と可塑性があります。その意味で、発達障害はカテゴリーという括りを超えていて、今後の精神医学研究の潮流を示していると言えるのです。

発達障害と精神障害を網羅する「ESSENCE」

発達障害には、図１－１のように非常に多様な障害が含まれます。

このような発達障害の広がりの中で、最近注目されているのが、２０１０年にクリストファー・ギルバーグ（イェーテボリ大学児童青年精神医学科教授）が提唱した「ESSENCE」という概念です。[2]

図1-1　神経発達症群

- 知的能力障害群
- 知的能力障害（知的発達症／知的発達障害）
- 全般的発達遅延
- 特定不能の知的能力障害（特定不能の知的発達症／特定不能の知的発達）障害
- コミュニケーション症群／コミュニケーション障害群
- 言語症／言語障害
- 語音症／語音障害
- 小児期発症流暢症／小児期発症流暢障害（吃音）
- 社会的（語用論的）コミュニケーション症／社会的（語用論的）コミュニケーション障害
- 特定不能のコミュニケーション症／特定不能のコミュニケーション障害
- 自閉スペクトラム症／自閉症スペクトラム障害
- 注意欠如・多動症／注意欠如・多動性障害
- 限局性学習症／限局性学習障害
- 運動症群／運動障害群
- 発達性協調運動症／発達性協調運動障害
- 常同運動症／常同運動障害
- チック症群／チック障害群
- トゥレット症／トゥレット障害
- 持続性（慢性）運動または音声チック症／持続性（慢性）運動または音声チック障害
- 暫定的チック症／暫定的チック障害
- 他の特定されるチック症／他の特定されるチック障害
- 特定不能のチック症／特定不能のチック障害
- 他の神経発達症群／他の神経発達障害群
- 他の特定される神経発達症／他の特定される神経発達障害
- 特定不能の神経発達症／特定不能の神経発達障害

（出所）「精神神経学雑誌」（2014）116巻6号：432を改変

ESSENCEはEarly Symptomatic Syndromes Eliciting Neuropsychiatric/Neurodevelopmental Clinical Examinationsの略で、「神経精神医学的／神経発達的診療を行う必要のある早期徴候症候群」という意味です。ESSENCEには、幼児期に症状を呈する発達障害と精神障害の全グループが含まれます。

彼は、ESSENCEについて以下のように述べています。

「ＡＤＨＤ、ＡＳＤ、トゥレット症候群、早発性双極性障害など、さまざまな障害は通常互いに共存していて、幼児期の診断においては、これらを区別することは困難である。これらは遺伝子、環境危険因子ならびに臨床症状を共有している。各障害の症状は、そのグループ内のほかの障害の症状と重複することがある。診断基準は、ある年齢ではそれらの症状のうち一つか二つを満たし、別の年齢では三つか四つを満たす。すなわち、症状は年齢とともに変化する」

要するにこれは、発達障害、精神障害の枠を超えて、認知機能上の課題や発達的な課題を包括的に捉え、その推移を見守ろうという研究です。このような考え方も、発達障害を考える上で重要なものの一つだと思います。

2　成人期発達障害の課題

成人期発達障害の診断における課題

成人期発達障害には、探索すべき未知の課題が多いのですが、中でも重要なのが「診断の困難」と「確立した治療法がないこと」です。そして診断を困難にしている課題として、以下の4点が挙げられます。

①併存する障害が多様。
②小児期の客観的症状データを取得することが困難。
③患者の主観的認識により、症状にバイアスがかかりやすい（たとえば、患者自身が自分はＡＤＨＤではないかと思い込むことによって、症状の現れ方がそれらしいものになる）。
④バイオマーカー（客観的に測定できる生物学的指標）がない。

一方、過剰診断・過小診断のリスクもあります。

過剰診断のリスクは二つあって、一つ目が「過剰な脳機能障害化」のリスクです。

発達障害と診断されることによって、適応上の障害――たとえば「就職したことで、学生時代と環境が変わって適応できない」といったことが脳機能上の課題とされると、本人の機能の改善が重視されます。しかしこの場合、不適応は、環境の変化によるものであり、本人の脳機能の改善以前に、環境を当人に合わせて整えることも重要でしょう。

また、不適応を脳機能上の課題として捉えると、治療の焦点が症状の改善だけに向かいやすくなります。症状は、脳機能の障害によって起こると考えられるからです。しかし、脳機能の改善イコール症状の改善ではありませんし、治療の焦点が症状の改善のみに向かってしまうことで、患者のパーソナリティや、患者を取り巻く環境の問題が、不当になおざりにされてしまう可能性もあります。

二つ目が、「過剰な日常生活課題の医療化」のリスクです。たとえばＡＤＨＤ薬は、健常者の注意機能も高めることが知られていて、このことは、障害の治療ではない目的に薬剤が使用される危険性をはらんでいます。

発達障害は内科疾患とは異なり、健常者との境界が明確ではありません。客観的にはさほど大きな問題ではなくても、患者自身の主観的な困難度が高ければ、医療が解決すべき問題

図1-2　過小診断リスク

障害の種別	ADHDの症状						ADHDに関連する症状
	多動		衝動		不注意		気分変動・怒りの制御困難
	多弁・過活動	落ち着きなさ	待機不能	衝動的行動	注意持続困難	注意の転動性亢進	
大うつ病性障害		■			■		■
双極性障害	■	■	■	■	■	■	
不安障害		■			■		
反社会性パーソナリティ障害				■			■
境界性パーソナリティ障害		■		■			■
物質乱用 依存	■	■		■	■		■
睡眠障害		■			■	■	

（出所）Kooij JJ. Distinguishing comorbidity and successful management of adult ADHD.. Journal of attention disorders. 2012-07;16:3S-19Sより筆者が改定

として扱われやすいのです。つまり、生活機能改善薬として、薬剤が乱用される危険性があるのです。

過小診断のリスクもあります。

発達障害の症状は、成人臨床によくある症状と重なっています。図１－２は、ＡＤＨＤと一般精神障害における症状の重複を表しています。

なぜこのような重複があるのか、その意味は今後検討しなければなりませんが、多くの症状が一般精神障害と重複しているために、発達障害を見逃しやすいことは確かでしょう。診断に際しては、発達障害を常に疾患の候補として考えないと、過小診断になることもあるわけです。

成人期発達障害の治療における課題

成人期発達障害の治療における課題は、主に二つです。

一つ目は、この障害にはこの薬をこう使うと効果がある、と証明された薬物療法がないことです。小児の治療においても、ＡＤＨＤやチックなど一部の障害を除いては、同様です。また、成人期の治療法が小児期と同じでいいかどうかは、今後検討する必要があります。成人期発達障害の場合は、発達の途上にある小児と異なり、脳の成熟後に残っている機能障害が対象だからです。さらに、薬物を長期にわたって投与した場合にどのような経過をたどるかに関しても、データが不足しています。

二つ目は、効果があると証明された非薬物療法がないことです。非薬物療法としては、認知行動療法や弁証法的行動療法などが試みられています。

認知行動療法とは、「ある状況下における感情や行動は、その人の認知、すなわちその状況に対する意味付けや解釈によって決まる」という理論をもとに、認知のパターンを変えることで、不快な感情や問題のある行動を修正していく方法です。

一方、私が本邦に紹介してきた弁証法的行動療法（Dialectical Behavior Therapy：ＤＢＴ）とは、認知行動療法の一種で、自分を変えることに重点を置く認知行動療法に対して、変えることと変えずに受容することのバランスを重視します。

こうした認知行動療法群は、薬物療法と組み合わせて行われた場合には、ランダム化比較試験（Randomized Controlled Trial：ＲＣＴ）で有効性が指摘されてきました。

ＲＣＴとは、「ある薬を飲む」「ある治療を行う」など、その試験で比較すること以外は公平になるように、対象となる人たちを無作為にグループ分けして行う試験です。

非薬物療法は、薬物療法と組み合わせて行われた場合には、ある程度効果があるという結果が出ているものの、単体での効果は明らかではありません。発達障害は非常に多様ですから、それぞれに対してどのようなアプローチに効果があるのかを、今後検討しなければならないでしょう。

3　発達障害における基盤障害の探索

実行機能障害仮説から神経ネットワーク機能障害仮説へ

発達障害研究の一つの道筋として、発達障害の生物学的な基盤となる障害が、これまでずっと探し求められてきました。脳のどのような障害によって、発達障害が生じるのかということです。この点について、ＡＤＨＤを例に考えていきます。

発達障害の一種として、ＡＤＨＤという概念が形成されたのは、１９９０年以降のことです。それ以降、治療法もさまざまに開発されてきました。

ＡＤＨＤには、不注意が目立つ「不注意優勢型」、多動・衝動性が目立つ「多動・衝動優勢型」、その「混合型」などがあります。その多様性の生物学的基盤は現在、遺伝的な要因や環境的な要因によって分類されていて、それがＡＤＨＤの型とつながっていると理解されてきました。

生物学的基盤として最初に唱えられたのは「実行機能障害仮説」で、その後イギリスの発

図1-3　実行機能と報酬系の「二重経路モデル」

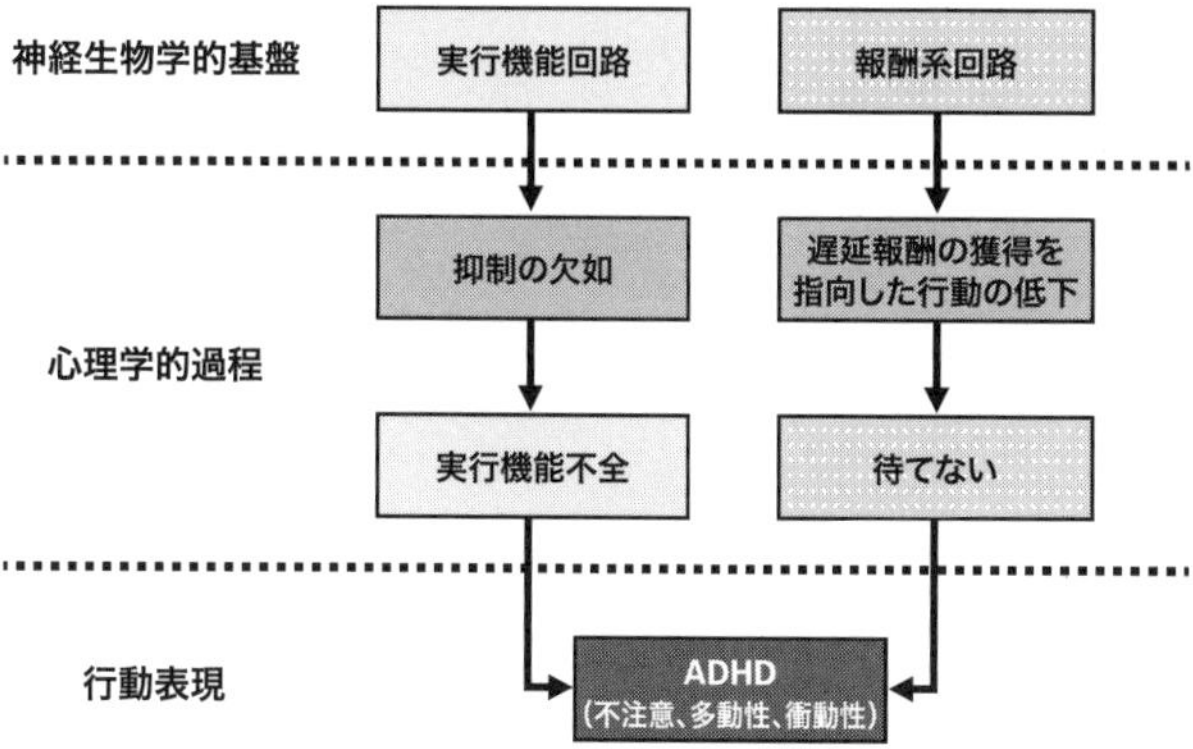

(出所) Sonuga-Barke EJS, Neurosci Biobehav Rev 27: 593-604, 2003 (一部改変)

達心理学者エドモンド・ソヌガ・バークらによって、実行機能と報酬系という2系の障害モデル「二重経路モデル」が提唱されました(図1−3)。

実行機能とは、目的を持つ一連の活動を効果的に行うために必要な機能で、情報を一時的に記憶しながらそれを使って作業する機能や、思考や行動を制御する機能などを含み、脳の前頭前野が担っているとされています。実行機能が低下すると、ほかに注意が向くと前のことを忘れてしまう、順序立てた行動がとれない、自分を抑制できない等の症状が現れます。

報酬系とは、欲求が満たされたときや、満たされるとわかったときなどに活性化する脳の神経系です。この機能が低下すると、報酬があとからもたらされること（遅延報酬）に耐えられず、衝動的にほかの報酬を求める、すなわち待てない、注意をほかにそらす等の症状が現れます。

しかし、実行機能障害仮説についてはその後、以下のような証拠が次々に出てきて、怪しく思われるようになりました。

①実行機能障害を呈するのは、小児のＡＤＨＤ患者の一部のみである。
②ＡＤＨＤに罹患していない小児においても、実行機能障害は比較的頻繁に見出される。
③ＡＤＨＤにおける実行機能障害は、部分的および断片的に現れるにすぎない。

そこで提唱されるようになったのが、実行機能・報酬系・時間処理の３系の障害モデル「三重経路モデル」です。抑制系の実行機能障害と遅延報酬に対する障害に、時間処理という段取りの問題を含めたモデルです。

被験者は71人と少ないのですが、この三重経路モデルを検証した研究があります（図１－４）。ＡＤＨＤ患者に、三重経路モデルに基づく各障害が、実際に存在するかどうかを調べ

図1-4　「三重経路モデル」を検証した研究
ADHD患者（n=71）の実行機能障害・遅延報酬障害・時間処理障害に関連する割合

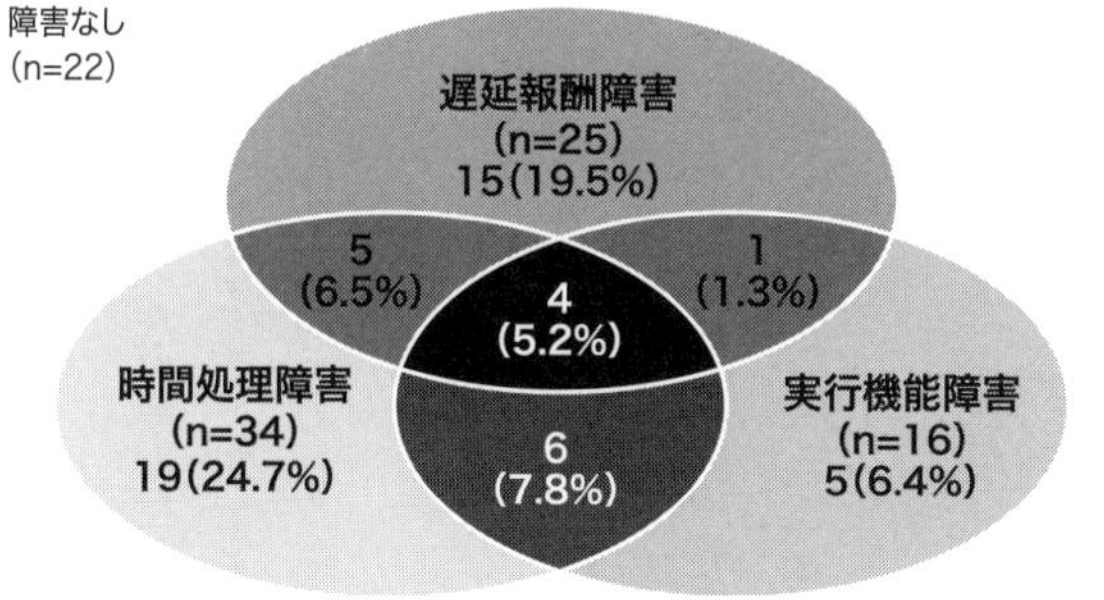

（出所）Sonuga-Barke E, Bitsakou P, Thompson M. Beyond the dual pathway model: evidence for the dissociation of timing, inhibitory, and delay-related impairments in attention-deficit/hyperactivity disorder
J Am Acad Child Adolesc Psychiatry. 2010 Apr;49 (4) :345-55.

たのです。驚くことにその結果は、三つの障害がバラバラに存在しているというものでした。しかも、三つのどれにも該当しない患者が22人もいたのです。

このことから、ＡＤＨＤは共通する主要な障害を持たない、という可能性が出てきたわけです。ＡＤＨＤとは、多様な障害から成る不均一な疾患かもしれないということです。そのため、ＡＤＨＤとは広い範囲に及ぶ脳の神経ネットワークの機能障害によるものではないか、と考えられるようになりました。

デフォルト・モード・ネットワーク障害仮説

そして出てきたのが、「デフォルト・モード・ネットワーク（Default Mode Network

＝ＤＭＮ）障害仮説」です。ＤＭＮとは、安静にしているときに活発に活動する脳の領域のことです。

安静休息時にも脳が活動していることは、ドイツの精神科医ハンス・ベルガーが１９２９年に脳波を発見したとき、すでに彼によって指摘されていました。しかし、そのことは重視されてきませんでした。というよりも、むしろ無視されてきたと言った方がいいかもしれません。

１９７０年代後半にポジトロン断層法（ＰＥＴ）が、１９９２年にはファンクショナルＭＲＩ（ｆＭＲＩ）が開発・導入され、脳の活動がグルコース（ブドウ糖）などの代謝量の変化や血流量の変化として観察できるようになりましたが、安静休息時の脳の活動は無視されたのです。ちなみに、ＰＥＴとはグルコースなどに放射性物質を付けて体内に入れ、放射性物質を観察することで代謝の状態を見る方法。ｆＭＲＩとは、電磁波によって脳の血流量を調べる方法です。

なぜ無視されたかというと、ＰＥＴやｆＭＲＩを使って、何か課題（作業）をしたときの脳の活動量の変化を見るときは、その変化がはっきりわかるように、作業をしないときの脳の活動量をノイズとして差し引いたからです。具体的には、作業をさせたときと安静休息時の脳の活動量を測り、その差を、その作業による脳の活動として研究してきたため、脳のベースラインの活動には、注意が払われなかったのです。

この状況を覆したのが、アメリカの医学者マーカス・ライチェルです。2001年にライチェルらは、作業をしていないときの脳に注目し、安静休息時に活動している脳の部位を研究しました。fMRIで観察したところ、目標志向活動や課題達成活動といった何らかの作業をする際には沈静化していて、安静休息時に活発に活動する脳の領域があったのです。

しかもその脳の領域は、脳全体が消費するエネルギーの60～80%ものエネルギーを消費していました。それに対して、作業時のエネルギー消費量の増加は、たった5%以下にすぎないこともわかりました。この、安静休息時に活発に活動する脳の領域がDMNであり、DMNは内省的な思考や想像、記憶を思い出すことなどに関わっていると考えられています。

では、DMNとADHDがどう関係するかですが、以下のように考えられています。ADHDでは、DMNの接続を停止して目的活動に集中する切り替え（スイッチング）が困難である。そのため課題に集中できず、ほかのことを考えてしまったりする。課題が興味の持てないものだと、余計に切り替えが困難になる。

非常にわかりやすい仮説ですが、本当にそうだと言うには、仮説を事実によって補強する必要があります。

ＤＭＮと脳の成熟過程の遅れ

そこで探索されたのが、ＤＭＮと脳の成熟過程の遅れの関連です。というのは、ＡＤＨＤは以前から、脳の成熟過程に遅れがあると指摘されているからです。

まず、ＡＤＨＤにおける脳の成熟過程ですが、図１－５を見ると、ＡＤＨＤの患児では大脳の大部分において、アミのかかり方（脳が成熟した範囲の広がり方）が対照群（健常児）よりもゆっくりであることがわかります。脳の成熟過程に遅れがあるのです。

さらにＡＤＨＤでは、ＤＭＮとＴＰＮｓ（Task《タスク》-Positive《ポジティブ》 Networks《ネットワークス》）の相関関係の形成にも、明らかな遅れがあることがわかりました。

ＴＰＮｓとは実行機能のことで、何かに注意を向けたり目的を持って行動したりしているとき、すなわち課題に取り組んでいるときに活性化する脳の領域です。これに対して、安静休息時に活性化するＤＭＮを、Task《タスク》-Negative《ネガティブ》 Networks《ネットワークス》とも呼びます。

通常、ＴＰＮｓとＤＭＮには、どちらか一方が活性化するともう一方が不活性化する、す

図1-5　脳の成熟過程の比較

■ 皮質厚が最大となる領域の経年変化（対照群 vs. ADHD患児群）［海外データ］

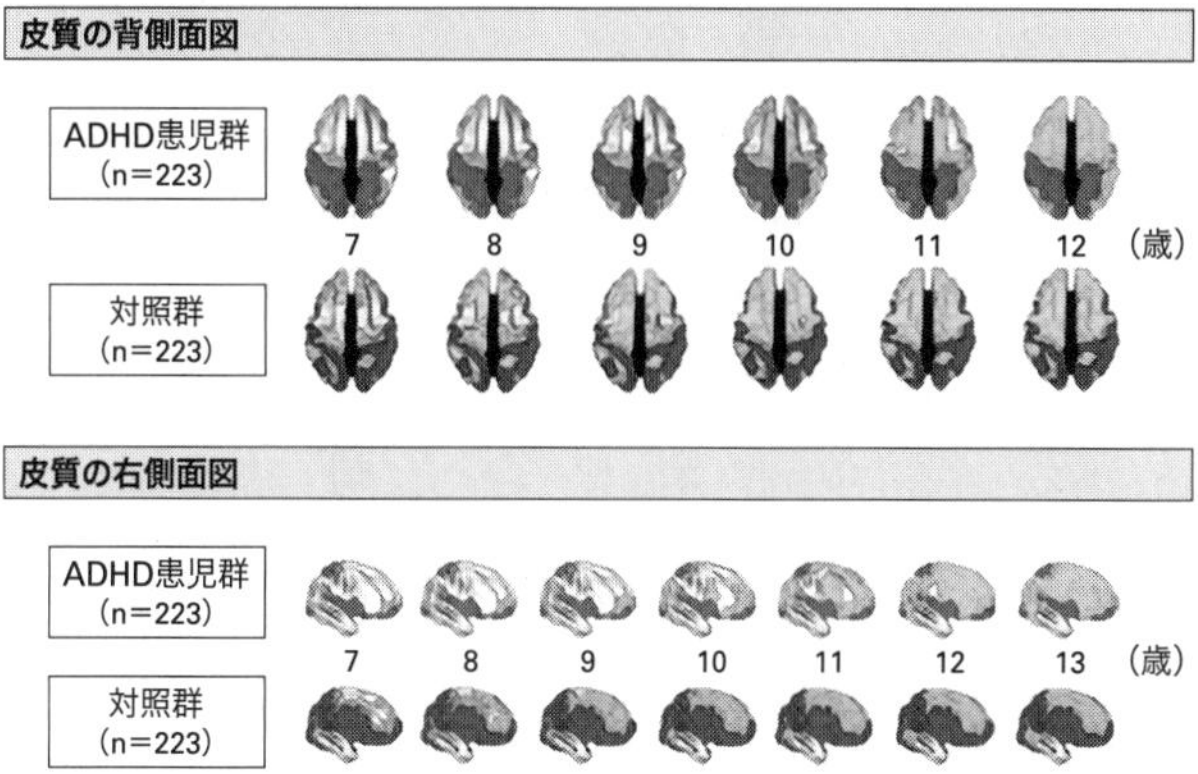

注）皮質厚が最大となった領域にアミをかけている。アミが濃い部分は、皮質厚が最大となる年齢を計算できなかった、もしくはその年齢が７～12歳の範囲を超えることが予想された領域を示す。

【対象】 ADHD患児群223例、及び対照群223例

【方法】 対象の脳画像（磁気共鳴画像）を経年的（ADHD患児群は平均2.9年ごと、対照群は平均2.8年ごと）に症例ごとに２枚以上撮影し、成長に伴う大脳皮質の皮質厚の変化を比較検討した。

（出所）Shaw, P., et al.：Proc. Natl. Acad. Sci. U. S. A., 2007, 104(49), 19649

なわち負の相関関係があるのですが、その相関関係の形成がＡＤＨＤでは遅れることがわかったのです。
また、ＤＭＮに関わる脳の部位（前頭前野皮質、後帯状皮質、右下頭頂小葉、左下頭頂小葉）間の機能的な結びつきのパターンが、ＡＤＨＤの人と健常者では異なることもわかっています。ただし、中枢神経刺激薬を投与すると、ＡＤＨＤの人と健常者のパターンとの違いがまったくなくなったそうです。

これまでの流れをまとめると、発達障害における基盤障害の探索は、脳機能の障害仮説から神経ネットワーク機能の障害仮説へと進みました。脳の成熟過程の遅れが、神経ネットワーク構築に関係することもほぼわかりました。そして、脳の領域同士の機能的なつながりの改善が、症状の改善におそらく関係しているであろう、というところまで話が進んできたわけです。

４　ＡＤＨＤとＡＳＤの関係

併存すると重症度が高まる

ＡＤＨＤとＡＳＤは極めて類似点が多く、ＡＤＨＤとＡＳＤが併存する事例が多いことは、これまで数多くの研究で指摘されてきました。たとえば、ＡＤＨＤに対するＡＳＤの併存率が、ＤＳＭ－５が出る前の研究における広汎性発達障害との併存も含めれば59～83％という報告がありますし、ＡＳＤに対するＡＤＨＤの併存率が65～80％という報告もあります。

そのため、ＡＤＨＤとＡＳＤの併存が異なる二つの障害の重なりなのか、それとも共通の遺伝的基盤あるいは障害的基盤を持つ人たちの症状が別の障害として判断され扱われているだけなのかについては、議論があるところです。

一般的に、ＡＤＨＤにＡＳＤが併存しても、ＡＳＤにＡＤＨＤが併存しても、ＡＤＨＤまたはＡＳＤ単体の場合よりも症状数は増え、症状の重症度が高まります[3]。

ＡＤＨＤ＋ＡＳＤ群では、運動機能や認知機能の障害が、ＡＤＨＤ単体およびＡＳＤ単体の場合よりも深刻なのです。これは、発現系としてはＡＤＨＤ、ＡＳＤと別個に評価診断されているだけで、遺伝子における起源が共通、あるいは近接していることを示唆するのではないかと、多くの研究によって指摘されています。身体の合併症と同じで、複合すると機能水準が低下するため、重篤化するのです。

また、英国の児童精神科医ミリアム・クーパーらの最近の研究によれば、ＡＳＤと診断がつくほどではないＡＳＤ的な傾向がＡＤＨＤに併存している場合、それが認知機能上の障害と関連して、患者の機能水準を低下させるとしています[4]。

ＡＤＨＤとＡＳＤの関係はグラデーション

実際に臨床例を見ると、同じ症状に対して、ＡＤＨＤとしての見立ても、ＡＳＤとしての見立てもできます。たとえば、「勉強・仕事に時間がかかる」ということに対して、ＡＤＨＤでは「実行機能障害からくる段取りの悪さ」と考えられますし、ＡＳＤでは「正確性にこだわり、確認時間が過剰にかかる」と考えられます。「教室・職場で興奮しやすい」に対しては、ＡＤＨＤでは情動がうまく制御できないせいであり、ＡＳＤでは集団に適応するのに過剰な緊張が生じるせいです。

「指示が入りにくい」は、ＡＤＨＤでは注意障害からくる聞きもらしがあるからかもしれませんし、ＡＳＤでは指示の意味が了解できないからかもしれません。「他人とトラブルになりやすい」という点は、ＡＤＨＤでは衝動的（短気）に判断し、周囲の承認を待てないということがありますし、ＡＳＤではマイペースな判断をしたり、周囲の了解を求めないということがあります。

このように、同じ症状にも両義的な理解が可能なのです。ただし、よく聞き込むと、ＡＤＨＤかＡＳＤかでけっこう違いがあります。結局、ＡＤＨＤとＡＳＤの関係は、濃淡が連続的に変わるグラデーションであり、中間領域が非常に広いのです。

臨床現場から見ると、小児期に診断されるＡＤＨＤの多くは、ＡＳＤが併存していたり、そのほかの精神障害が併存していたりすることで、認知機能や運動機能などの機能水準が低くなることが多いという印象があります。小児期にＡＤＨＤと診断されても改善する群においては、ＡＳＤの併存が少なく、知的レベルが高く、全般的に機能水準が高い印象がありま す。成人期にＡＤＨＤと初めて診断される群は、社会適応水準が高く、知的レベルが高く、障害が顕在化するのは職務内容の変化など、適応を損なう環境変化に伴ってのことが多いという印象です。

ＡＤＨＤとＡＳＤを併存の有無から分類する

ＡＤＨＤとＡＳＤの併存、すなわち二重診断は、２０１３年のＤＳＭ－５までは正式に認められていませんでした。しかし、診断基準の変化に伴って、近年は併存に関する研究が増えています。

これまでの研究で、ＡＤＨＤとＡＳＤには生物学的に共通の基盤があることが指摘されてきました。さらに、予後（病気の経過と結末に関する医学上の見通し）の研究が増えるにつれて、併存の有無によって予後が異なることがわかってきました。つまり、「ＡＤＨＤとＡＳＤの併存」というサブグループの存在を示す証拠が増えてきたため、ＡＤＨＤ群、ＡＤＨＤ・ＡＳＤ併存群、ＡＳＤ群の３群に分ける考え方が出てきたのです。

図１－６は、その考え方に基づく典型的な研究です。ＡＤＨＤ群、健常群、ＡＤＨＤ・ＡＳＤ併存群の３群に分けると、ＡＤＨＤ・ＡＳＤ併存群が、行動、心理、言語などさまざまな機能障害のある人の割合がもっとも多いことがわかります。さらに、怠慢、攻撃性、内向性などの課題の大きさを比較した場合も、ＡＤＨＤ・ＡＳＤ併存群の方がＡＤＨＤ群よりも

図１-６　健常群、ADHD群、ADHD・ASD併存群の比較

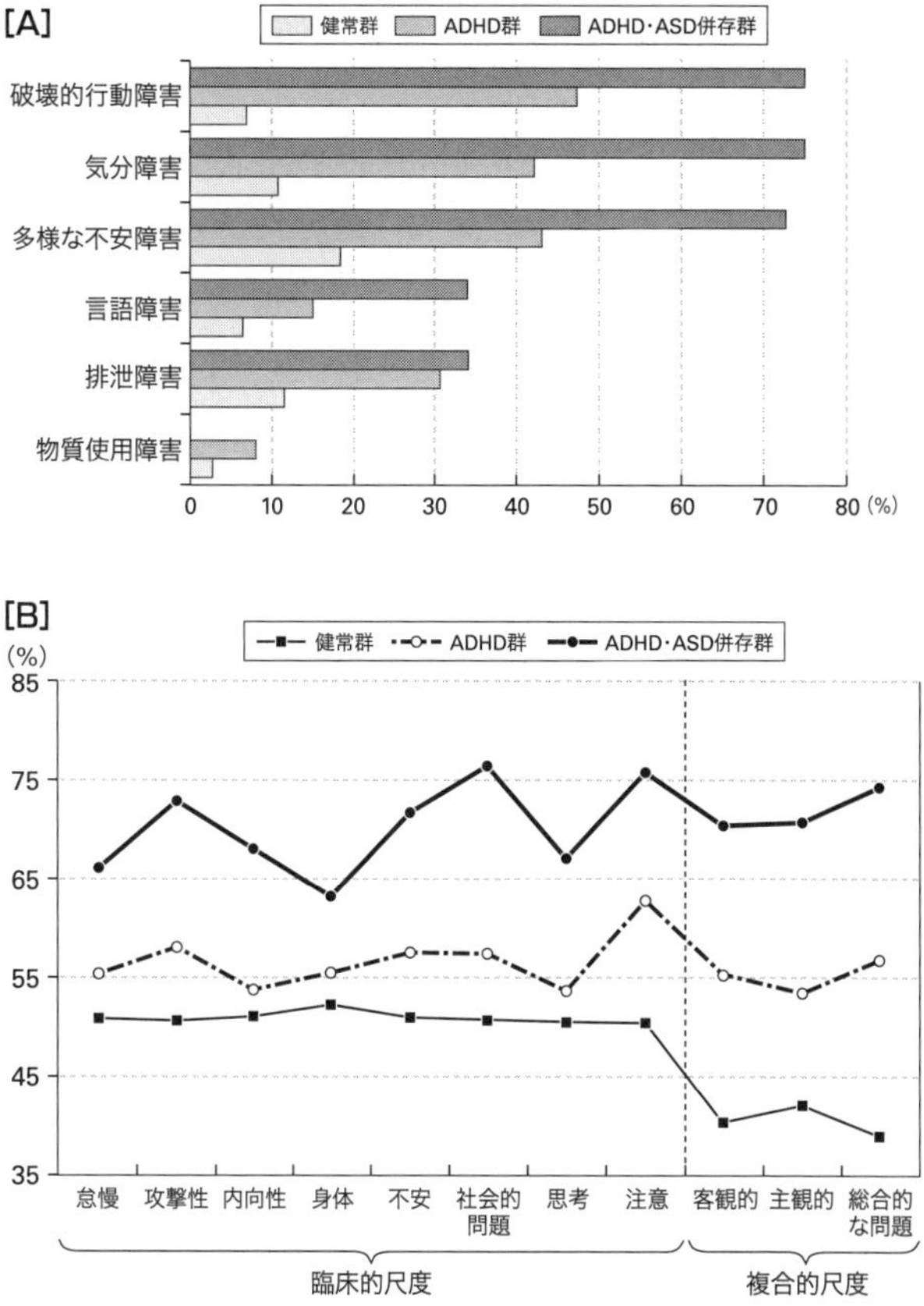

(出所) Pediatrics. 2013 Sep; 132(3): e612-e622.
Autistic Traits in Children With and Without ADHD
Amelia Kotte, PhD,a Gagan Joshi, MD,b,c Ronna Fried, EdD,a,b Mai Uchida, MD,a Andrea Spencer, MD,a K. Yvonne Woodworth, BA,a Tara Kenworthy, BA,a Stephen V. Faraone, PhD,d and Joseph Biederman, MDcorresponding authora,b

課題が大きいことがわかります。

　では、その機能障害が何に由来するかを調べようということで、学校での課題、余暇の課題、仲間との課題、両親との課題など、社会性やコミュニケーションの課題の大きさを見たのが図1－7です。ＡＤＨＤ群とＡＤＨＤ・ＡＳＤ併存群では、やはりＡＤＨＤ・ＡＳＤ併存群の方に課題が大きいことがわかります。

　ところが、ＡＤＨＤに特有の症状だけを比較してみると、意外にも両者の差が少ないのです（図1－8）。ＡＤＨＤとしての機能障害は、ＡＤＨＤ群もＡＤＨＤ・ＡＳＤ併存群も同じような状態だということです。したがって、ＡＤＨＤ・ＡＳＤ併存群で機能障害が大きくなるのは、社会性やコミュニケーションの課題、すなわちＡＳＤ的な要素が付け加わることが原因である可能性が考えられるのです。

　実際にＡＳＤとＡＤＨＤの実行機能には、類似点がかなりたくさんあります。ＡＳＤ、ＡＤＨＤ・ＡＳＤ併存、ＡＤＨＤの児童の実行機能を比較した26の研究のレビュー（先行研究を網羅的にまとめた論文）によれば、ＡＤＨＤ・ＡＳＤ併存群は、ＡＳＤ群と柔軟性、計画性において障害を共有し、ＡＤＨＤ群とは、反応の抑制欠如を共有しているが、注意力、作業記憶、準備プロセス、流暢性、概念形成などの障害に関しては、3群ともに存在していて、

図1-7　社会性やコミュニケーションの課題の比較

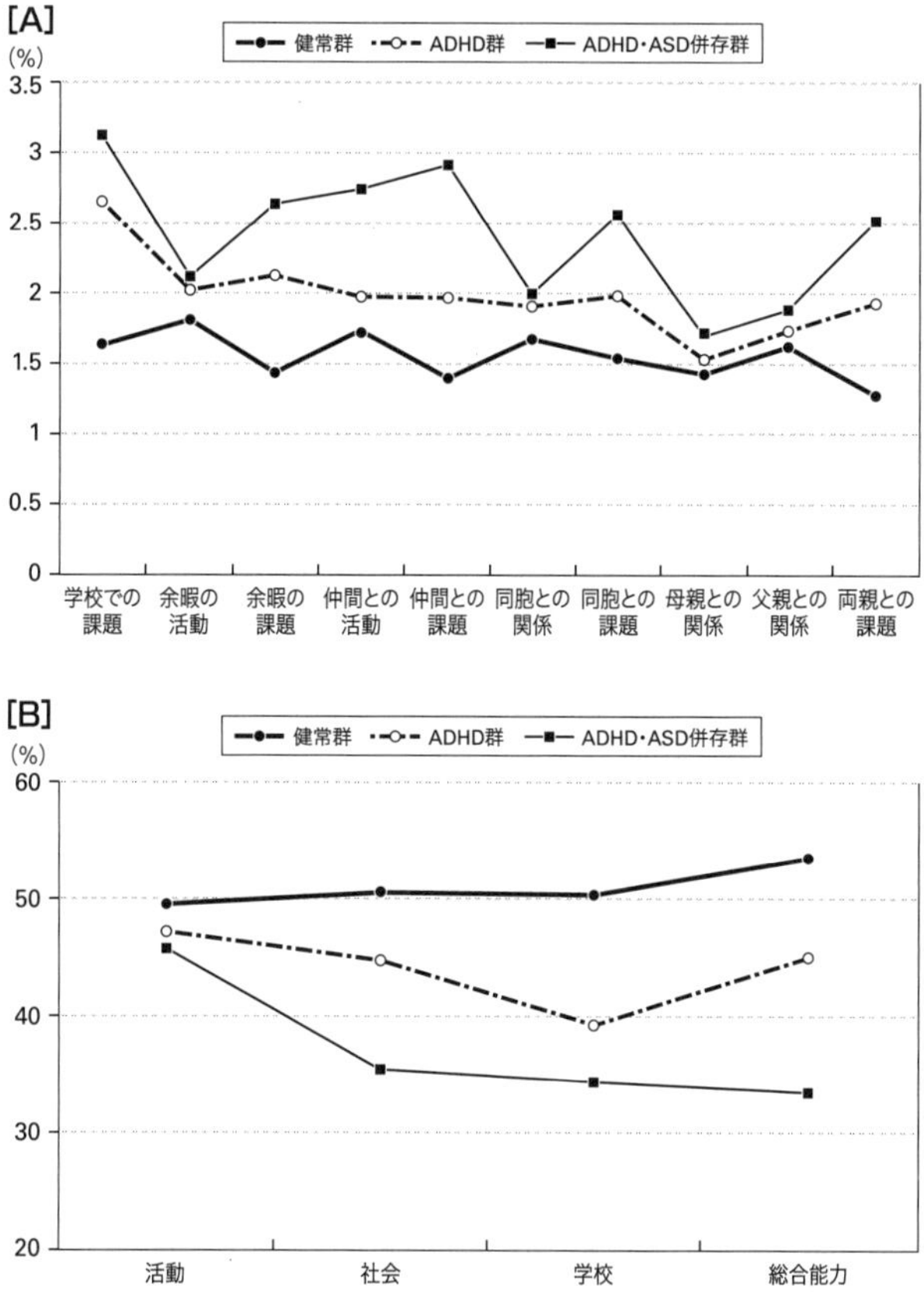

（出所） Pediatrics. 2013 Sep; 132 (3) : e612–e622.
Autistic Traits in Children With and Without ADHD
Amelia Kotte, PhD,a Gagan Joshi, MD,b,c Ronna Fried, EdD,a,b Mai Uchida, MD,a Andrea Spencer, MD,a K. Yvonne Woodworth, BA,a Tara Kenworthy, BA,a Stephen V. Faraone, PhD,d and Joseph Biederman, MDcorresponding authora,b

図1-8　ADHDに特有の症状の比較

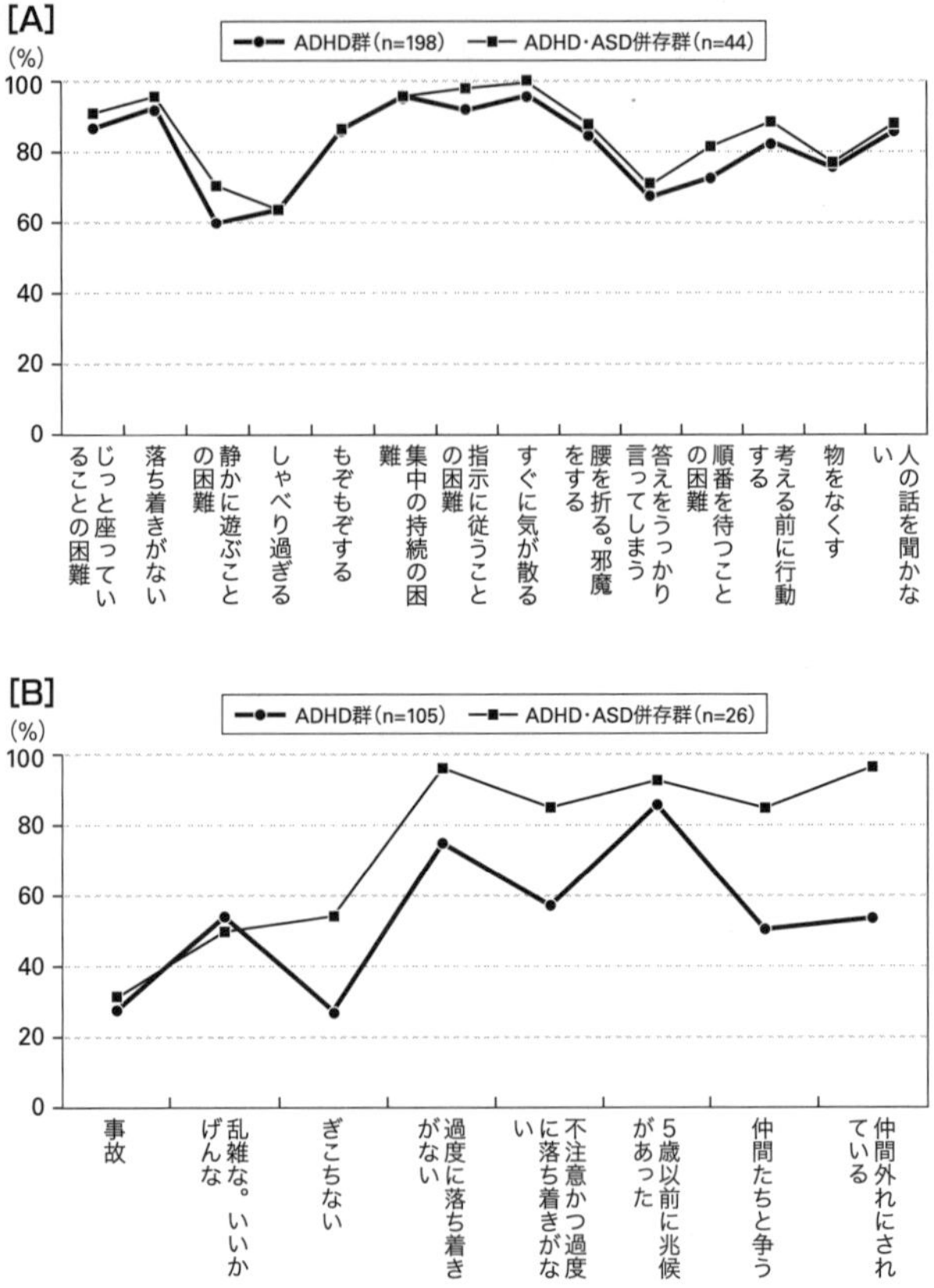

（出所） Pediatrics. 2013 Sep; 132(3): e612–e622.
Autistic Traits in Children With and Without ADHD
Amelia Kotte, PhD,a Gagan Joshi, MD,b,c Ronna Fried, EdD,a,b Mai Uchida, MD,a Andrea Spencer, MD,a K. Yvonne Woodworth, BA,a Tara Kenworthy, BA,a Stephen V. Faraone, PhD,d and Joseph Biederman, MDcorresponding authora,b

顕著な差が見られない、とのことです。

すなわち、いくつもの実行機能障害が共通して存在しているわけです。これは、ＡＳＤとＡＤＨＤとが別々の障害を伴う別々の状態ではなく、複数の障害がそれぞれ生じて蓄積されていく〝相加的な〟併存疾患であることを意味していると思われます。

ＡＤＨＤとＡＳＤの併存の仕方による経過の違い

図１－９は、集計したデータをもとに、経過の違いによってこのようなサブグループが考えられると推定した概念図です。

図では、上がＡＳＤで下がＡＤＨＤです。ＡＳＤもＡＤＨＤも上にいくほど重くなっていて、ＡＳＤの付け加わる度合いは、グラデーションの濃さと比例しています。

⑥は、ＡＤＨＤ症状のみでほとんど医療の介入を必要とせず、成長に伴って自然に軽快化していく人たちのグループです。③のように、少しＡＳＤが加わっても軽快化していくグループもあります。一方、①のようにＡＳＤが重いと、軽快化しないで重度化してしまうグループがあります。それに加えて最近では、④のように徐々に重度化していくグループがあるのではないか、という仮説が出されています。

図1-9　ADHDとASDの併存の仕方による、小児期から青年期にかけての経過の違い

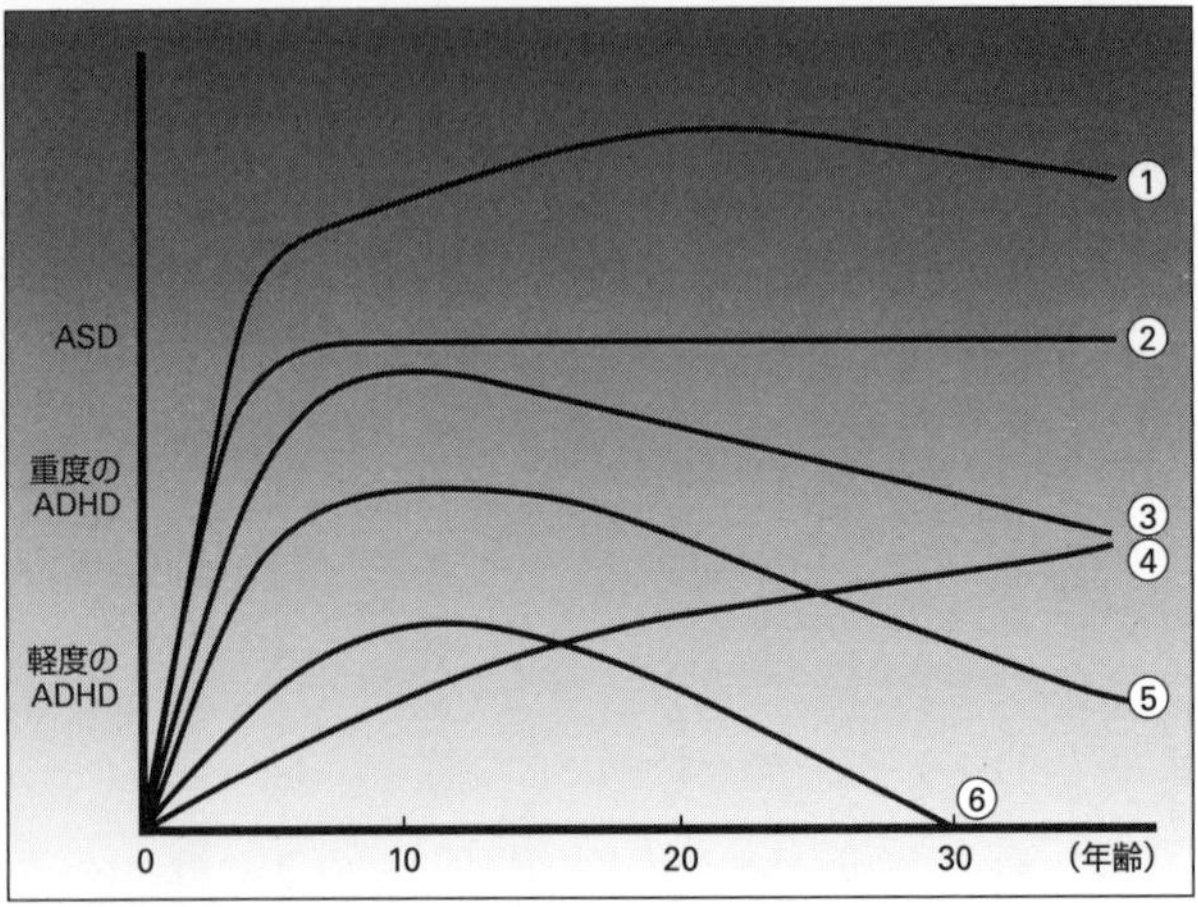

①青年期にASD症状が増す、最も重篤なサブグループ
②小児期に症状が増し、その後安定するサブグループ
③非常に重度のADHD症状が、青年期にASDレベルに近づき、その後は穏やかになるサブグループ
④青年期に症状が増す遅発ADHDサブグループ。
⑤ASD症状のないADHD症状を伴うサブグループ。ADHD症状は青年期に軽度になる
⑥ほとんどが介入を必要としない軽度のADHDサブグループ

（出所）J Neural Transm (Vienna). 2017; 124(2): 259-271.
Published online 2016 Dec 21. Structural brain imaging correlates of ASD and ADHD across the lifespan: a hypothesis-generating review on developmental ASD-ADHD subtypes
Nanda Rommelse,corresponding author1,2 Jan K. Buitelaar,2,3 and Catharina A. Hartman4

この図を解釈すると、まず①〜③のように、ＡＳＤがより重度の形態で現れる場合では、ＡＳＤの中核症状（脳の変化によって直接起こる症状）が現れる前に、幼児期にＡＤＨＤの前駆症状（前触れとなる症状）およびＡＤＨＤ症状を示すと予測されます。

ただし③のように、思春期および若年成人期においてＡＤＨＤ症状が顕著に軽減するグループでは、ＡＳＤ症状も改善する可能性が高いと予測されます。このグループは、いわば一時的にＡＤＨＤ・ＡＳＤ併存タイプになっているだけだと言っていいでしょう。このようなグループでは、重度のＡＤＨＤ症状がなければ、重い障害が残らないと思われます。

①〜②のように、発達過程で重いＡＳＤ症状が現れた場合は、脳に修復不可能な損傷が生じていて、完全な回復は起こりません。ＡＳＤを発症したこのグループでは、併存するＡＤＨＤ症状がある程度現れますが、あくまでも症状の一つとしてであって、ＡＤＨＤが前面に出ることはありません。

このように、ＡＳＤが付け加わることが、障害そのものの重度化を意味するわけです。

まとめますと、ＡＤＨＤ診断においては、ＡＳＤの側面を評価することが重要です。これはさまざまな証拠によって証明されています。症状の構成や、認知機能や運動機能などの水

図1-10　ADHD・ASD併存群の症状の発現過程

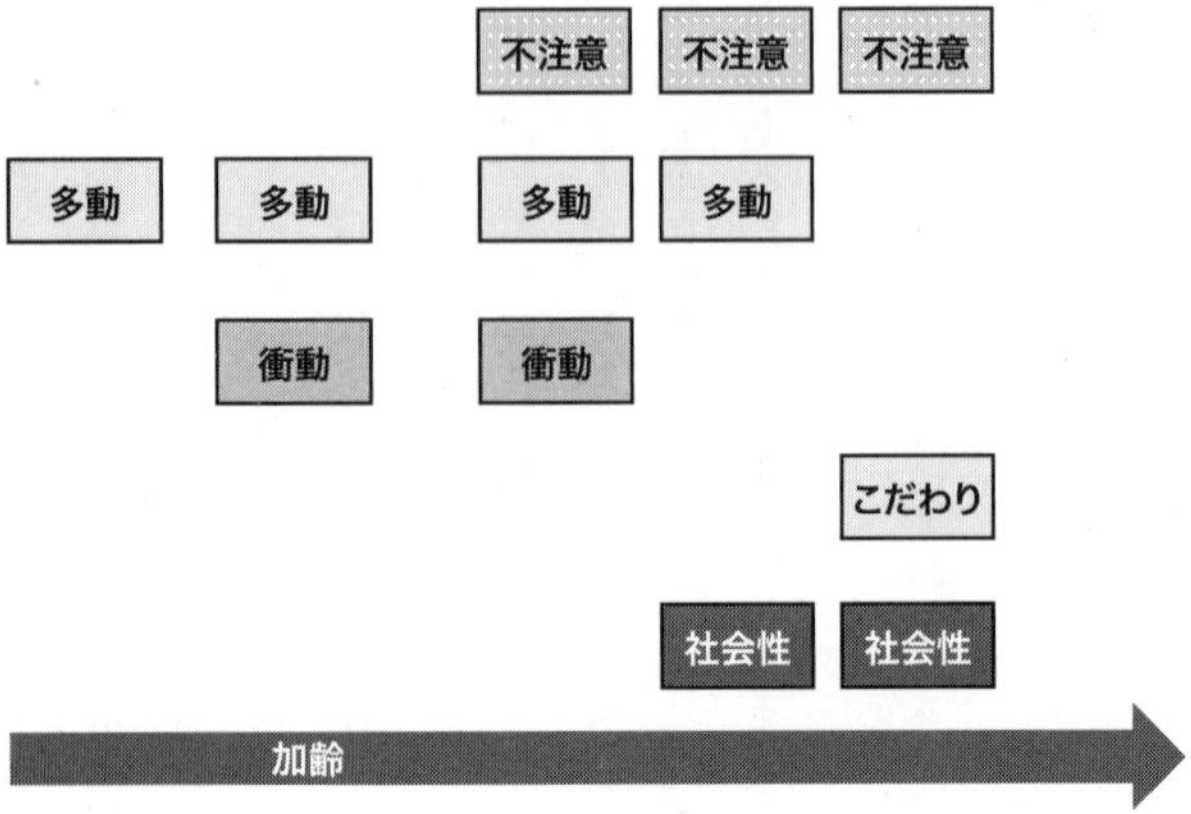

準、実行機能面などから見ると、ＡＤＨＤ・ＡＳＤ併存群は相加的な障害である可能性があります。つまり、ＡＤＨＤとＡＳＤが重なることで、障害が重くなる可能性があるのです。そして、ＡＤＨＤ・ＡＳＤ併存群は、ＡＳＤの重なり方がどの程度かによって、経過の異なるいくつかのサブタイプを構成しているわけです。

症状の発現過程を模式的に考えると、図1－10のようになります。

最初に現れるのは多動です。少し年齢が上がると、多動、衝動が現れてきて、学齢期になると不注意の問題も顕在化してきます。思春期以降になって社会性の問題が顕在化する頃には、衝動性が下がってきます。さらに、不注意、こだわり、社会性の問題が徐々に強くなり、多動、衝動が見えなくなってくることもあります。こうなるとＡＳＤ的な状態です。成人期に至るまでの過程で、発達障害はかなり様相が変化するのです。

発達障害研究においては、症状が似ていることから抽出された一群の人たちにおいて、基盤となる障害に多様性があることがわかってきました。多様な基盤から生じる症状の組み合わせが、ＡＤＨＤ・ＡＳＤという症状群を形成している可能性があります。いくつもの恒星が集まって天の川になるように、個々の症状を見るとそれだけでは個性がないのに、それらの症状が集まることで個性が生じるようになるのです。

発達障害とは、さまざまな要素の重なりによって形作られ、それらの要素の構成が変わることによって、障害の種類や程度が変わると考えるといいのではないでしょうか。

5　成人期ＡＤＨＤの特性と連続性

子ども時代にＡＤＨＤではなかった成人期ＡＤＨＤ

さて、改めて成人期ＡＤＨＤの最近の話題について触れます。子ども時代にＡＤＨＤではなかった成人期ＡＤＨＤの話で、これに関する三つの論文があることはよく知られています。

一つ目の論文は、１９７２年４月～73年3月にニュージーランドのダニーデン市に生まれた、１０３７人を対象にした出生コホート研究です。コホート研究とは、ある要因に晒された集団とそうでない集団を一定期間追跡して、後の健康問題との関連を調べる研究です。出生コホート研究とは、新生児から一定期間追跡したコホート研究のことです。

この研究では、年齢が3、5、7、9、11、13、15、18、21、26、32、38歳のときにさまざまなことを調べていますが、小児期（11歳、13歳、15歳時）にＡＤＨＤと診断された人は6％（61人）で、成人期（38歳時）にＡＤＨＤと診断された人は3％（31人）でした。

この数値だけを見ると、単純に小児期のＡＤＨＤが成人期になって減ったのかと思いますが、そうではありませんでした。小児期と成人期の両方でＡＤＨＤの診断基準を満たした人は、たった３人でした。つまり、小児期ＡＤＨＤと成人期ＡＤＨＤには、ほとんど重複がなく、成人期ＡＤＨＤの90％は、子ども時代にＡＤＨＤの病歴がなかったのです。

二つ目は、１９９４年１月〜95年12月にイギリスのイングランドおよびウェールズで生まれた、２２３２人（１１１６組）の双子を対象にした出生コホート研究です。この研究では、年齢が５、７、10、12、18歳のときにＡＤＨＤかどうかの評価を行い、５、７、10、12歳を小児期、18歳を成人期としています。

小児期ＡＤＨＤと診断された人は２４７人で、小児期と成人期の両方でＡＤＨＤと診断された人は、小児期にＡＤＨＤと診断された人の21・９％（54人）でした。この人たちは継続群です。一方、１６６人の成人期ＡＤＨＤのうち、67・５％（１１２人）は、子ども時代にＡＤＨＤではありませんでした。

この研究ではさらに、子どもからの継続群と成人発症群には、質的な相違（神経生物学的障害の多寡、男女比）に違いがあったと報告されました。

三つ目は、１９９３年の１年間にブラジルのペロタス市で生まれた、５２４９人を対象にした出生コホート研究です。この研究では、小児期ＡＤＨＤ（11歳時）が３９３人、成人期ＡＤＨＤ（18〜19歳時）が４９２人でしたが、小児期と成人期の両方でＡＤＨＤと診断された人は、小児期にＡＤＨＤと診断された人の17・２％（60人）でした。一方、成人期ＡＤＨＤのうち、小児期ＡＤＨＤだった人は12・６％（60人）でした。

これらの研究では、小児期の症状についてのデータを見ると、成人期ＡＤＨＤの人は正常群とやや差があり、まったく症状がなかったのかという点について、疑義が出されています。ただ、これらの研究を機に、成人におけるＡＤＨＤとはいったい何なのか、ということが議論されるようになってきたわけです。

成人期ＡＤＨＤの特徴とこれからの課題

成人期ＡＤＨＤの特徴としては、不注意と多動・衝動性では、不注意の問題が大きいことが、図１－11からもわかります。右側が不注意に関する項目、左側が多動・衝動性に関する項目です。

遺伝的にはどうかというと、１万２０００人以上の成人（双子、きょうだいおよび両親）

図1-11　成人期ADHDの症状の特徴

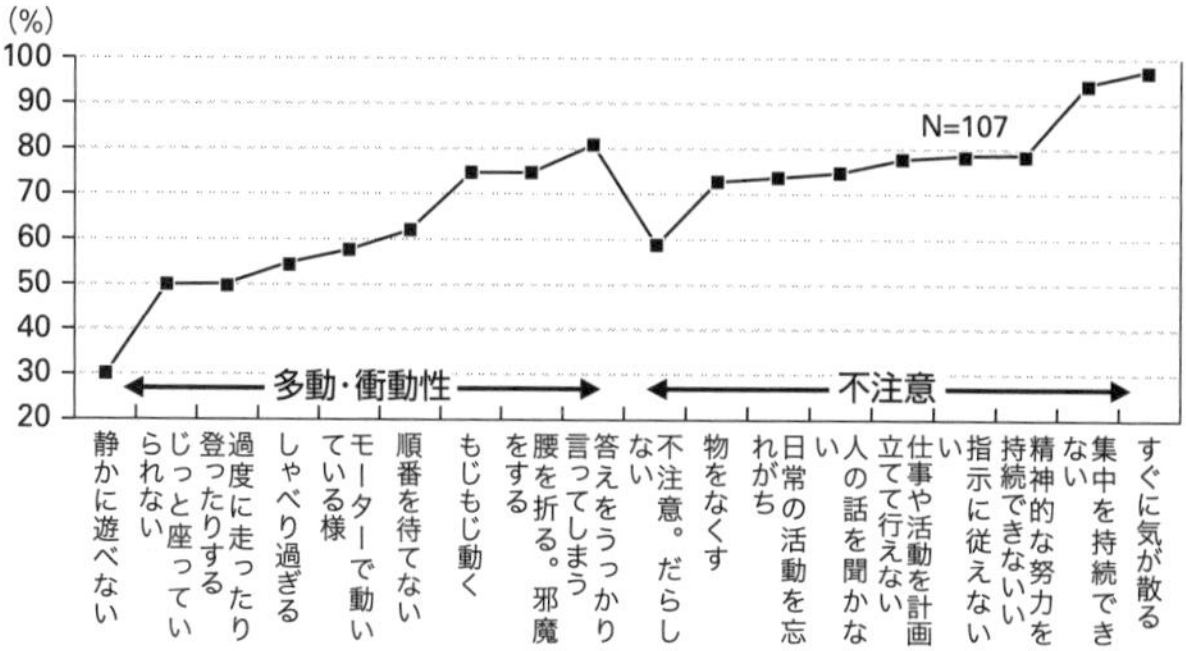

（出所）J Clin Psychiatry. Author manuscript; available in PMC 2010 Oct 1.
Published in final edited form as:
J Clin Psychiatry. 2009 Nov; 70 (11) : 1557-1562.
Presenting ADHD Symptoms, Subtypes, and Comorbid Disorders in Clinically Referred Adults with ADHD
Timothy E. Wilens, M.D., Joseph Biederman, M.D., Stephen V. Faraone, Ph.D., MaryKate Martelon, M.P.H, Diana Westerberg, B.A., and Thomas J. Spencer, M.D.

を対象にしたオランダの研究では、成人期ＡＤＨＤにおける遺伝性、言い換えると発病の一致率は、男女とも約30％と推定されました。

発病一致率は、文献によって幅がありますが、一卵性双生児で50～80％　二卵性双生児で30～40％と推定されています（『注意欠如・多動症―ＡＤＨＤ―の診断・治療ガイドライン　第４版』より）。

したがって、成人のＡＤＨＤにも遺伝性はある程度存在しますが、全体的には子どもの場合よりも低い可能性があるということです。このことから研究チームは、成人期ＡＤＨＤは小児期からの継続群とは質的に違うのではないか、と主張しています。

最近「遅発発症群」と名付けられた一群、すなわち「子ども時代に発達障害ではなかった成人期発達障害」では、以下の特徴が確かにあるとされています。

小児期発症群に比べて、小児期の神経心理学的障害（脳の損傷が行動や心理に影響して現れる障害）が少ない。小児期発症群に比べて知的レベルが高い。遅発性ADHDでは男女差（性差）が少ない、すなわち有病率に差がない。この3点です。

ただし、遅発発症群の位置付けについては、まだ議論があります。「ADHDとASDの併存の仕方による経過の違い」のところで見たように、発達障害の症状には加齢による変化がさまざまにあることが知られており、本当に遅く現れる群が存在するかどうかは、今後の研究を待つ必要があります。

診断上では、小児期のデータをうまく取るのが難しいため、小児期の不確かなデータを成人期の診断に用いることに、意味があるのかどうかという問題があります。また、簡易な注意機能検査など、成人期発達障害の診断における確実な検査方法を確立する必要もあります。

ライフサイクル全体から発達障害を考える必要があるのは確かですし、成人期治療には小児期治療とは異なるアプローチを確立する必要もあるでしょう。さらに、中年期以降の認知機能の変化との関係も課題の一つです。

６　発達障害と精神障害における今後の展望

発達障害と精神障害の関係

最後に、発達障害と精神障害の未来の展望について少しお話ししたいと思います。「ＡＳＤと統合失調症とは、遺伝子レベルでの共通性が高い」という最近の報告からもわかるように、従来のカテゴリー（類型）別の研究は、ゲノム（遺伝情報）研究によって、より曖昧になっています。現在は、症状の類型によって分類される以前の状態を探索する方向に研究が向かっていて、先にご紹介したESSENCE研究（発達障害、精神障害の枠を超えて、認知機能上の課題や発達的な課題を包括的に捉え、その推移を見守ろうという研究）は、その現れと言えるでしょう。

発達障害は、従来言われてきた連続性、すなわち定常的な障害として存在するというより、環境によって変化し、見え隠れしながら、適応障害やうつ病などの発症のリスク因子として再考されつつあるのが現状だと思います。

これはアメリカの神経精神薬理学誌『Neuropsychopharmacology Reviews《ニューロサイコファーマコロジー レビューズ》』に掲載された論文の中にあった記述ですが、興味深いのでご紹介します。

・小児期の神経発達障害と成人の精神疾患との歴史的な隔たりは、ますます恣意的なものとして認識されるようになっている。

これは、「医学の歴史の中で、小児期の発達障害と成人期の精神疾患とが、まったく別のものとして捉えられてきたことには、論理的必然性がないと、最近ますます認識されるようになっている」ということです。

・遺伝的および外的要因が後の機能の段階を設定するために発生を調節するエピジェネティックランドスケープ（epigenetic landscape＝遺伝上の地形）のワディントン(Conrad Hal Waddington＝英国の生物学者）による定式化のとき以来、相関的な知見は精神疾患の神経発達的基盤のモデルに適合している。

図1-12　エピジェネティックランドスケープ

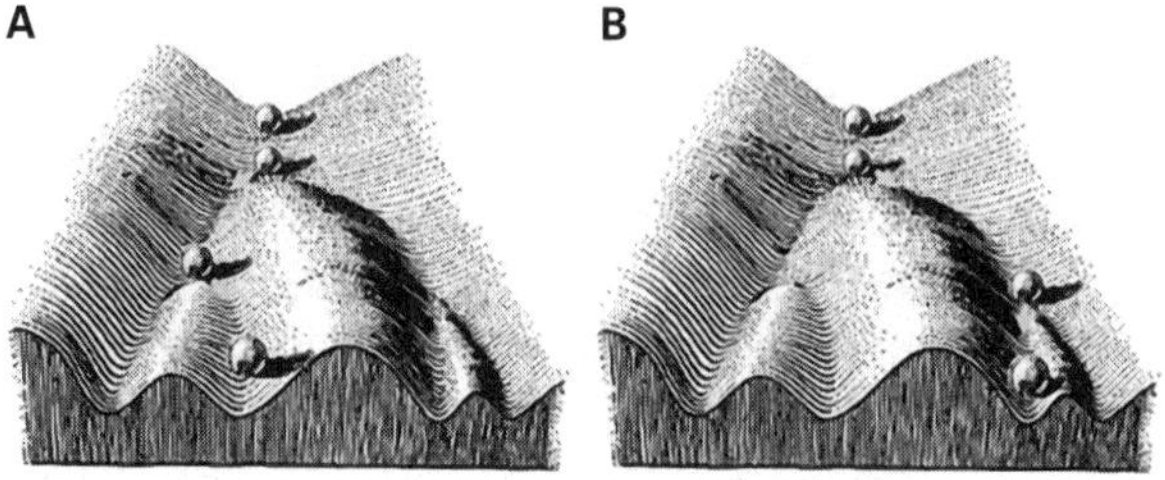

（出所）The British developmental biologist, Conrad Waddington, published a paper in the journal Evolution（Waddington, 1956）

これは、「発達障害を基盤にして、精神疾患ができあがるのではないか」ということを言っています。もう少し詳しく説明しましょう。

図１－12が、ワディントンが１９５６年に提唱したエピジェネティックランドスケープ、すなわち「ワディントン地形」と呼ばれるものです。

ワディントン地形は、受精卵という一つの細胞から、遺伝子の相互作用によって多種多様な細胞が生まれる、発生の過程を表しています。その過程を、下に行くほど谷が増える地形の中を玉が転がって行くことに、たとえているのです。玉が右端の谷に入れば皮膚の細胞に、隣の谷に入れば神経の細胞になる、というイメージです。京都大学の山中伸弥先生は、ｉＰＳ細胞を説明するために、この地形を玉が下から上へと遡って行く概念を用いています。
発達障害においても、玉が上から下に転がっていくようなプロセスがあると仮定すると、機能障害の重なりがしだいに精神障害を形成する可能性がある、と考えられるのです。

発達障害とゲノムワイド研究

２００５年以降、ゲノムワイド研究が盛んになってきています。ゲノムワイド研究とは、「１か所だけ塩基が変異した遺伝子」が現れる頻度と、病気やある性質の現れ方との関連を、人間のゲノム（遺伝情報）全体をほぼカバーする広い範囲で統計的に調べる方法です。１か所だけ塩基が変異した遺伝子として、50万個以上が判明しています。

塩基とは、ＤＮＡを構成する物質で、アデニン（Ａ）、チミン（Ｔ）、グアニン（Ｇ）、シトシン（Ｃ）の４種類があります。ＤＮＡは二重螺旋構造をした遺伝子の本体で、ＤＮＡの中で遺伝情報を持っている部分を遺伝子と呼びます。「１か所だけ塩基が変異した遺伝子」とは、たとえば「ＡＧＣＴＡＧ」という遺伝子があるとすると、「ＡＧＣＴＧＧ」というように、塩基の配列が一つだけ異なっていることをさします。

ゲノムワイド研究は、多くの「複雑疾患」すなわち遺伝要因と環境要因が相互に作用して発症に至る疾患の、発症に関わる新たな遺伝子の同定には、確かに貢献しています。リスク要因としての遺伝子はいくつか抽出されました。しかし、ＡＳＤなど多くの複雑疾患では、リスク遺伝子の効果量（疾患との関連の強さ）は、オッズ比１・２以下であることが判明しています。

オッズ比とは、ある事象の起こりやすさを示す統計学的尺度の一つで、ある事象が起こる確率を、その事象が起こらない確率で割ったものです。起こる確率と起こらない確率が同じときは１で、一般的に１・５を超えると比較的強い関連があるとされますが、複雑疾患ではオッズ比が低いことがほとんどです。

したがって、ゲノムワイド研究をＡＳＤなどの複雑疾患の診断に生かすことはもちろん、生物学的な証拠とすることも難しいと考えられてきたのです。

そのため、一時期ゲノムワイド研究は少し勢いを失ったように思われましたが、ここ3年ほど、次世代シーケンサー（配列解読装置）の登場によって大きな変化を見せ、再び研究が活発になってきました。

シーケンサーとは、ＤＮＡの塩基配列を自動的に読み取り、解析する装置です。次世代シーケンサーでは、塩基配列を超高速で読み取れるほか、遺伝情報のより高次な解析もできるようになっています。

次世代シーケンサーの登場によって遺伝子解析は、塩基配列の異常の同定という従来の定点的な解析から、時間を追ってどう変化していくかという、経時的な解析へと変わりつつあります。つまり、遺伝子がどう変わっていくかを追うことができるのです。これは、塩基配列の変化によらない遺伝子の変化、すなわち環境要因などによる後天的な変化（たとえば、ＤＮＡにメチル基－CH_3が付くＤＮＡメチル化など）も追えることを意味します。

塩基配列の変化によらない遺伝子の変化とそれによって生じる状態、これを制御する生体のシステムを総称して「エピジェネティクス」と呼びます。

要するに、次世代シーケンサーを使ってエピジェネティクスを研究することによって、発達障害が発症する過程と、発症を促進する因子が明らかになる可能性があります。障害の発生過程やリスクの高まりを、予測できる可能性があるのです。

変動する状態としての発達障害

発達障害のような複雑疾患では、その要因は遺伝子の変異、環境、感染、産科的障害、喫煙、鉛、水銀、高齢化など多岐におよびます。

従来、自閉症の発症は遺伝が基盤であるとされ、その根拠として、発病一致率が二卵性双生児では0〜28％程度であるのに対して、一卵性双生児では80〜90％に及ぶことが挙げられていました。ところが最近、ドイツの精神医学者ヨアヒム・ホールマイヤーによる大規模双生児研究で「自閉症の発病一致率は、二卵性双生児で21〜36％であり、一卵性双生児は50〜77％であった」との報告[5]があり、従来のデータより二卵性双生児の発病一致率がやや高いこと、さらに一卵性と二卵性の両者間の差が少ないことから、共有環境の影響が、従来考えられてきたよりも大きいとの指摘があり、発達障害における環境論の議論を活発化させました。

また、発達障害が〝障害〟として現れるには、認知機能や運動機能などの機能水準が低下する必要がありますが、機能水準が明確な低下を示すには、複数の機能障害が重なる必要があります。先ほど、ＡＤＨＤとＡＳＤの併存のところでも述べましたが、複数の機能障害が重なることによって、障害が顕在化するのです。

つまり、上流の要因である「遺伝子と環境の相互作用」が、連続したプロセスとなって下流の「発症」に至るには、知的障害がない場合には、一定の時間がかかると考えられます。

このことからは、成人の精神疾患発症までの道筋を探る際の基盤として発達障害を捉える、というアグレッシブな考え方もできるわけです。

「疾患を類型的に分類する際に用いられる〝行動や認知の異常〟が、脳の発達障害によって、成長の早期または後期にもたらされる可能性がある」という、脳のメカニズム的理解が、最近の技術的および実験的な進歩によって深まってきたと、『Neuropsychopharmacology Reviews』では言われています。

この分野ではすでに、特定の時期において脳の神経発達に影響を及ぼす、いくつかの要因が明らかになっています。特定の時期とは、環境要因が遺伝的特性と重なって、脳のパターン形成や神経細胞の多様性、結合性、さらには機能的成熟にまで影響を与える、感受性が高い時期、あるいは危険性が高い時期のことです。

そしてこの分野では、要因と神経発達が相関していることの証明、因果関係の構造的な理解などを経て、最終的には脳の可塑性を利用した予防法、または早期介入法の構築へと向かう方向性を持って、研究が進められているとのことです。

つまり、発達障害の変動する状態がどのような因子によって起こるかを明らかにすれば、早期に環境を調整することで、精神疾患への発展を阻害もしくは停止できる可能性があるのではないか、というわけです。

本章ではまず、発達障害の概念を再検討しました。次に、発達障害研究の一つの道程として、ＡＤＨＤの基盤障害論の変遷について概説しました。機能障害論は、画像解析技術の進歩によって、種々の脳部位の神経ネットワーク機能障害論へと進展していることについても述べました。

発達障害は今日、ＡＤＨＤやＡＳＤなど複数の精神機能障害の複合体として認識されていて、その複合の仕方によって機能水準が決まる可能性が示唆されています。

成人期発達障害は未知の分野が多く、精神障害との関連性など、今後の研究の進展が待たれるところです。

参考文献

１　古茶大樹「伝統的精神医学の理念型とプロトタイプ診断（Westen D）」【特集　精神病理学の新課題：スペクトラムと臨床診断単位の認識論・存在論】臨床精神医学（0300-032X）46巻６号 Page721-726（2017.06）

２　Gillberg C. The ESSENCE in Child Psychiatry: Early Symptomatic Syndromes Eliciting

Neurodevelopmental Clinical Examinations. Res Dev Disabil. 2010 Nov-Dec;31 (6) :1543–1551.

3 Jang J, Matson JL, Williams LW, Tureck K, Goldin RL, Cervantes PE. Rates of Comorbid Symptoms in Children With ASD, ADHD, and Comorbid ASD and ADHD. Res Dev Disabil. 2013 August;34 (8) :2369–2378. doi: 10.1016/j.ridd.2013.04.021. Epub 2013 May 22.

4 Cooper M, Martin J, Langley K, Hamshere M, Thapar A. Autistic Traits in Children With ADHD Index Clinical and Cognitive Problems.Eur Child Adolesc Psychiatry. 2013 Apr 25. 10.1016/j.ridd.2013.04.021

5 Hallmayer J (1), Cleveland S, Torres A, Phillips J, Cohen B, Torigoe T, Miller J, Fedele A, Collins J, Smith K, Lotspeich L, Croen LA, Ozonoff S, Lajonchere C,Grether JK, Risch N. Genetic Heritability and Shared Environmental Factors Among Twin Pairs With Autism. Arch Gen Psychiatry. 2011 Nov;68 (11) :1095–1102.

第2章　成人期発達障害診断の現在地と課題

柏　淳　医療法人社団ハートクリニック　ハートクリニック横浜院長

成人期発達障害の患者さんは、医療機関探しに苦労したり、うつ病やパニック障害など、ほかの疾患と診断されて治療を受けていたりすることがあります。このような状況を改善し、治療機会を逸しないようにするには、治療者側に成人期発達障害を疑う目と診断できる力が必要です。ただし、成人期発達障害の患者さんは、特性に基づく困難を経験した時間が長く、さまざまな課題を重ね着しているため、現在抱える問題も非常に複雑です。そのため診断が難しいのです。

そこで、成人期発達障害の診断に関わる課題を、「過剰診断と過小診断」「二次的問題の不可避性」「ＡＳＤとＡＤＨＤ」「発達障害を診《み》立てる」の四つに分けて、どう改善していくかを考えます。さらに、ＡＳＤとＡＤＨＤそれぞれの本質や、支援の視点に立つ評価についても述べます。

1　成人の発達障害の患者さんが診断に至るまで

患者さんが受診する四つのきっかけ

私は、複数のクリニックから成る「ハートクリニック」という医療社団法人の、横浜分院「ハートクリニック横浜」の院長を務めています。

ハートクリニック横浜は、とてもたくさんの路線が通っている巨大ターミナル・横浜駅から、徒歩5分のところにあります。医師は私を含めて7名です。特に発達障害専門というわけではなく、一般的な心療内科のクリニックで、さまざまな路線を使っていろいろな患者さんが来ます。

ただ、多くの医療機関などと連携してきた結果、現状で私の新患のほとんどは成人の発達障害の人たちです。また、クリニックの特徴の一つとして、成人の発達障害の人を対象としたショートケア「サタデークラブ」が挙げられます。サタデークラブでは、よりよい対人コミュニケーションを築くためのSST（ソーシャル・スキルズ・トレーニング）と呼ばれる訓練やディスカッションを、グループで行っています。

本章では診断の現状と課題についてお話ししますが、その前に、患者さんがどのような経緯でクリニックに来るかについて、簡単に述べておきましょう。

大きく分けると、患者さんが受診するきっかけは、以下の四つです。

①本人が診断を求めて来院。
②周囲（家族、上司、支援者など）が疑って来院。
③他の主訴（うつ、不安など）で来院。
④他疾患で通院中に気づかれる。

①は、本人がいろいろ調べて、「自分は発達障害ではないか？　ちゃんと診断をつけてほしい」と、求めて来る場合です。

②は家族——奥さんの場合が多いのですが、両親や兄弟のこともあります——あるいは会社の上司、または困りごとがあって支援を求めた先で、「あなたは発達障害かもしれないから、一度診てもらいなさい」と言われて来る場合です。この場合は、本人が「自分は発達障

害かもしれない」と思っていることもあれば、「自分は違う」と思っていることもあります。

③は、うつや不安などほかの症状を訴えて来院し、初診あるいは初期の段階で我々が気づく場合。我々が診て、この患者さんのベースには発達障害があって、それが大きな問題につながっているのだろうと考える場合です。

④は、うつ病やパニック障害などと診断されて通院中に、治療がうまくいかないことや話の内容などから、「この患者さんは発達障害ではないだろうか」と、医師が気づく場合です。このようなケースは多々あって、当院でも毎週のようにあります。

成人の発達障害の患者さんは、受診先に困っている

先ほどの①と②、「本人が診断を求めて来院」と「周囲が疑って来院」の場合では、「ようやくちゃんと診てもらえるところにたどり着きました」と言う患者さんがかなりいます。どこで発達障害の診療を受ければいいのか、困っている人がたくさんいるのです。

そこで、当院のケースワーカーが、横浜市内の精神科と心療内科のうちホームページがあるクリニックについて、標榜実態（外部に広告している診療科名）を調査しました（図２－１）。横浜市は約３７６万人と全国の市でもっとも人口が多く（２０２０年７月１日現在）、

クリニックがたくさんあるのです。

ホームページがあるクリニックだけですから、網羅できていないかもしれませんが、横浜市内に精神科と心療内科のクリニックは１２４軒ありました。その中で、ホームページに診療する病名または病気の説明を表示しているところは80軒、約3分の2です。

まず、病名表示のないクリニックを含む１２４軒中で発達障害を表示しているところは21軒（17％）、自閉症スペクトラム障害（ＡＳＤ＝Autism Spectrum Disorder）は9軒（7％）、注意欠如・多動性障害（ＡＤＨＤ＝Attention-Deficit/Hyperactivity Disorder）は17軒（14％）。

病気またはその説明を表示している80軒に絞って割合を見ると、発達障害を表示しているところは25％、4軒に1軒でした。ＡＳＤは10％、ＡＤＨＤは20％です。

ただし、横浜市内には子どもの発達障害を専門にしているクリニックが3軒あり、それもこの中に含まれていますから、それを除くと成人の発達障害を診るクリニックはさらに少なくなります。

また、「発達障害」とは書かずに、「ＡＤＨＤ」と書いているクリニックも3軒あります。

ＡＤＨＤは薬による治療が可能ですから、「発達障害」とか「ＡＤＨＤ」と表示していても

図２-１　横浜市内クリニックにおける標榜実態

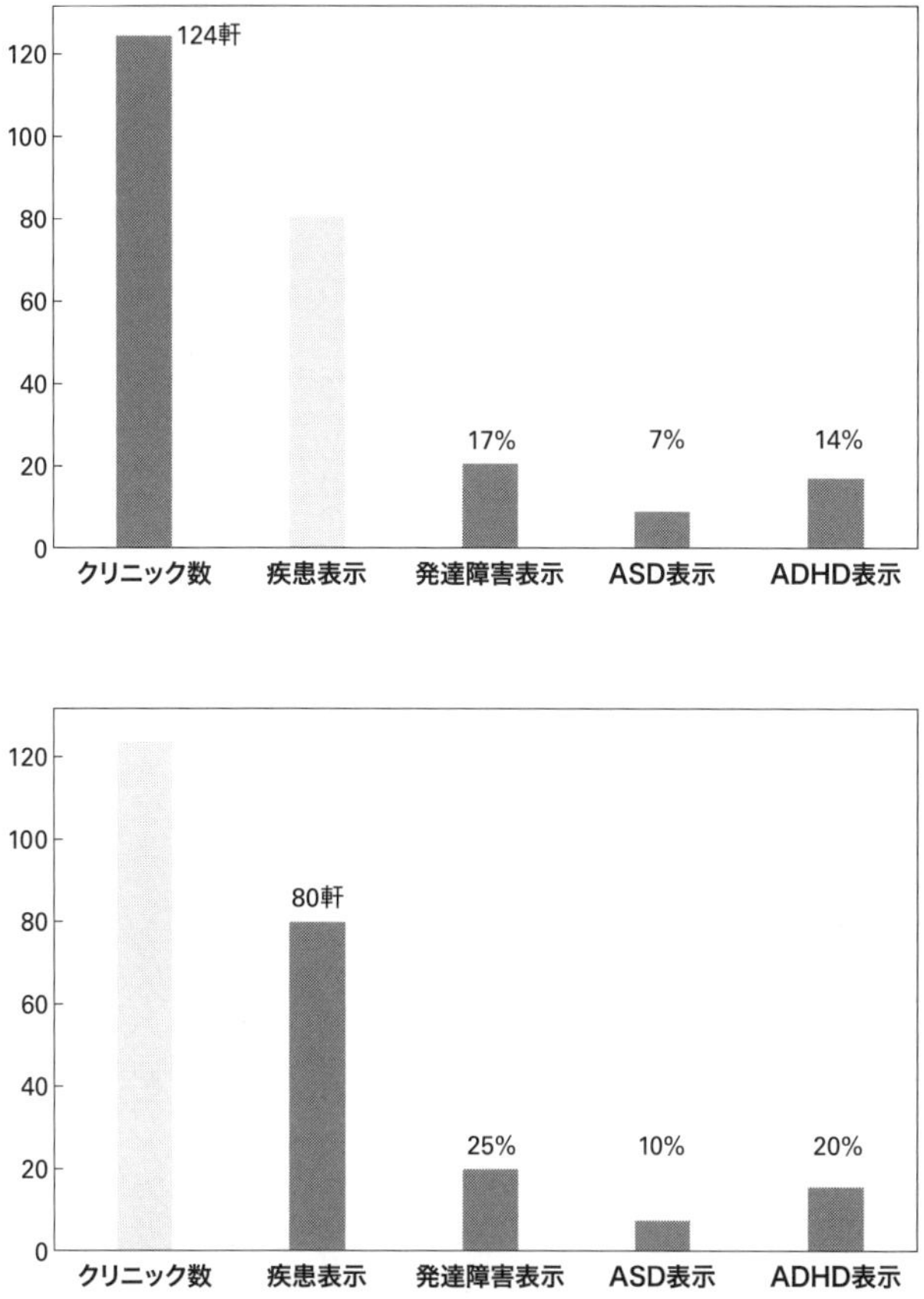

※横浜市内の精神科・心療内科クリニックでHPを有するものにて調査

ＡＤＨＤの薬物療法のみを行っていて、発達障害に関してはそれ以外の診療を行わないクリニックがあるのかもしれません。

成人の発達障害をきちんと診療できるクリニックはまだまだ少ないのが実態で、これをどうしていけばいいかという話になるわけです。

その話と関連するのが先ほどの③と④、「他の主訴で来院」「他疾患で通院中に気づかれる」です。たとえば、うつ病で通院していてなかなかよくならない患者さんの場合、医師は「双極性障害（躁うつ病）ではないか？」とか、「不安障害が合併しているのではないか？」とか、「パーソナリティの問題、愛着やトラウマに関わる問題、知的な問題がないか？」など、いろいろ考えるわけです。そのときに、「発達障害が関係しているのではないか？」と考えることも重要ではないでしょうか。

医療機関を大きく分けると、発達障害を専門に診ているところと、専門ではないものの、発達障害の人が初めに受診する医療機関として、発達障害を総合的に診ているところがあります。これらには、林寧哲先生のところ（ランディック日本橋クリニック。第3章参照）や、本田秀夫先生のところ（信州大学医学部　子どものこころの発達医学教室・附属病院子どものこころ診療部。第4章参照）などが該当します。

そして、私のところのように「発達障害も診ます」と標榜している医療機関があります。あとはそれ以外の一般クリニックですが、「発達障害を診る」と表示していないクリニックでも、診療スキルの向上や患者さんの回復の援助ということを考えれば、発達障害を見抜く〝眼力〟が必要なわけです。

ただし、発達障害を見抜く眼力は必要ですが、すべての医療機関で正確な診断ができなければいけない、ということではありません。発達障害の可能性があると気づいた時点で、専門の医療機関に照会できる態勢を作っておけばいいのです。

一方、発達障害を診る医療機関には、当事者の診療はもちろん、家族・職場・学校など周囲への支援や、福祉サービスとの積極的な連携も求められます。

2　成人期発達障害の診断に関する現状と課題

ここからは、診断に関わる問題を「過剰診断と過小診断」「二次的問題の不可避性」「ASDとADHD」「発達障害を診立てる」の四つに分けて述べます。

過剰診断と過小診断の問題

初めに、過剰診断と過小診断の問題についてです。

過剰診断とは、発達障害でない人を発達障害と診断してしまうことですが、その根底には以下のような状況があります。

一つ目は、「アスペさん現象」と呼ばれるものです。これは会社で困った人がいたり、ネット上で困った人がいたりすると、「アスペルガー症候群なんじゃないか」と言われることをさします。アスペルガー症候群とは、ASDに含まれる一つのタイプで、ASDの三つの特徴「対人関係の障害」「コミュニケーションの障害」「パターン化した興味や活動」を併せ持つが、言葉の発達に遅れがない一群をさします。

ただし、最新の診断基準「DSM-5」(アメリカ精神医学会発行の精神疾患の診断・統計マニュアル第5版。精神科の診断に現在もっともよく使われている)では、アスペルガー症候群という言葉は使われないことになっています。

周囲に「アスペルガーなんじゃないか」と言われて受診する人がいるのですが、アスペルガー症候群の人は人口の0・3%とされていますから、そんなにたくさんいるわけではありません。

二つ目は、ネット上でＡＱ–Ｊ（ＡＳＤのスクリーニングテスト）などが簡単にできるようになったために、やってみて「35点だったから、発達障害だ」などと自己診断して来る人がいること。

そこに、医師の知識不足や経験不足が重なって、過剰診断が起こるのです。

過小診断についても、医師の知識不足や経験不足の問題はありますが、それ以前に、そもそも専門医が少ないという事情があります。発達障害を診るプロフェッショナルである小児精神科医自体が少ない上に、成人は守備範囲外のため診てもらうのが難しい。なおかつＡＳＤやＡＤＨＤは、こちらから疑って尋ねないとわからない。何年も診ていて、あるとき質問して初めてわかったというケースが、けっこうあるのです。

このような現状をどう改善していくかを考える上で、青木省三先生（慈圭会精神医学研究所所長・川崎医科大学名誉教授）の言葉「理解としては発達障害を広くとり、診断としては発達障害を狭くとる」が、ヒントとなるのではないでしょうか。

「理解としては発達障害を広くとる」とは、患者さんとの面接場面において、常に「何らかの発達特性（障害）があるのではないか」「発達特性が患者さんの困りごとに関与しているのではないか」と考えることをさします。

ただし診断する際には、「発達障害を狭くとる」ことが重要です。具体的には、その困りごとが発達特性以外の要素で説明できないかどうかを考える、ということ。「人とうまく関われない」という困りごとでも、ＡＳＤの社会コミュニケーション障害に起因する場合だけではなく、特定の状況に不安や恐怖を感じる社交不安症からきている場合などもありますから、丹念に診ていく必要があるのです。

さらに、診断を急がないことが重要です。言い換えれば「留保する不安と向き合う」ということで、患者さんが「早く診断をつけてほしい」と焦っていても、医師は焦らずに留保する勇気を持つことが大事ではないでしょうか。

我々医師は、得体の知れないものに対しては安心できないために、とにかく何か診断をつけたいと思ってしまいます。そのまま置いておくことは心情的に難しいのですが、発達障害、特に成人の発達障害の正確な診断は、そんなに簡単につくものではないと思うのです。患者さんと長く付き合って、困りごとの背景にある要素を丹念に診たり、過去のことを繰り返し尋ねたりして、いろいろな情報を集めて初めてわかるようなところがあるのです。

２０１９年に新潟で開催された日本精神神経学会で、村上伸治先生（川崎医科大学准教授）が「グレーに診断して、グレーに支援すればいいんだ」とおっしゃっていましたが、それもまた至言だと思います。つまり、診断としてはグレーであっても、その時点で支援に移るということです。最終的な診断はもっと先でもいいのです。

私のクリニックにも、手帳（精神障害者保健福祉手帳）がほしいと言って来る患者さんがいますが、申請は初診から６か月以上経たないとできませんから、その期間を上手に使って情報を集めていくのです。

二次的問題の不可避性

次に、「二次的問題の不可避性」です。二次的問題とは、発達特性に合わない環境の影響などによって生じた、うつ病や社交不安症などの「二次障害」という意味ではありません。二次障害だけでなく、たとえば愛着の問題、不登校やいじめ、対人関係の困難さなども含めた、さまざまな二次的問題をさします。

受診に至る発達障害の患者さんは、発達障害そのもののことだけで受診することはまずなく、必ず何かほかの問題を抱えています。何らかの適応障害を起こしていて、それが一定のレベルを超えたために受診に至ることが多いのです。適応障害とは、特定の状況や物事がその人にとって非常につらく感じられるために、不安や神経過敏になるなど心理面の症状が出たり、物を壊すなど行動面の症状が出たりすることをさします。

あるいは生育の過程で何らかの愛着課題があり、それが原因で虐待やネグレクト、いじめなどを受けたり、複雑性ＰＴＳＤを生じたりした人もいます。

愛着課題とは、生育の過程で養育者（母親など）との情緒的な絆がうまく形成できなかったために生じる問題のこと。ネグレクトは心理的虐待の一種で、無視すること、または子どもの養育などを著しく怠ることです。

ＰＴＳＤ（心的外傷後ストレス障害）とは、事故やレイプなど強い精神的ストレスがダメージとなって、時間が経ってもその経験を突然思い出したり、強い不安や緊張を感じたりするものです。複雑性ＰＴＳＤは、家庭での虐待のような長期にわたる複合的なストレスによって生じたＰＴＳＤの一種で、慢性的に無力感や絶望感があるなどします。

このようなことと、生育過程で形成されるパーソナリティ（個性・性格）特性とが互いに影響し合って成人となったのが、我々の前に現れる発達障害の人たちなのです。

これを広島市精神保健福祉センターの先生方が、「重ね着症候群」と命名しています。厳密にはもう少し狭い範囲をさす言葉なのですが、私は広く捉えて、「発達障害の人はいろいろな要素を重ね着している」という意味で使っています。

そもそも、なぜ「発達障害」と呼ばれるかというと、英語Neurodevelopmental Disorderの「development」が「発達」と訳されたからですが、この言葉にはもう一つ「発生」という意味もあります。

発達障害は生まれつきの特性であると言われていますから、それならば「発生障害」と訳すべきですが、我々はこれを「発達障害」と呼んでいるわけです。では誤訳かというとそうではなく、私は発達障害と訳すのが正しいと思っています。やはり「発生障害」と言うよりは、「発達障害」なのです。

たとえばＡＳＤの場合、ＤＳＭ－５に示された「対人関係の障害・コミュニケーションの障害・パターン化した興味や活動」といった特性は、もともと生まれ持った特性、いわば発生障害であり、一次障害です（図２－２）。

しかし、その後の「育ち」の過程において、生まれ持った特性によって生じた課題がいろ

図2-2　「発達」障害であること

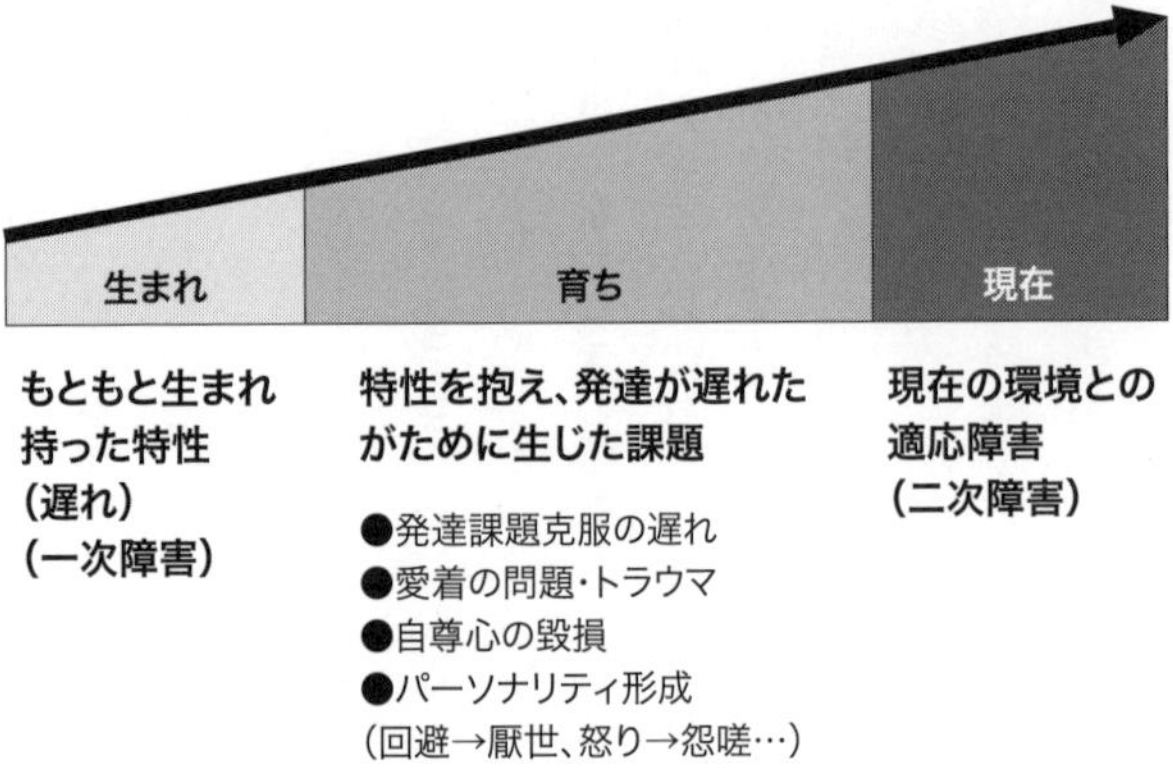

いろ出てきます。これが二次的問題の不可避性であり、「発達障害」と呼ぶ所以《ゆえん》でもあります。

具体的には、2～4歳で排泄や着替えの自立、4～5歳で道具の使用や芸術表現といった、年齢ごとの発達課題の克服が遅れる、または非定型な発達をする、あるいは、愛着やトラウマ（心的外傷）の問題が起こる、そのような状況が続くと自尊心が損なわれていきます。

同時にパーソナリティが形成されていきますが、中には自分が否定的に評価される可能性のあるあらゆる状況を回避しようとする「回避性パーソナリティ障害」になったり、厭世的になったりする人もいます。ベクトルが怒りの方に向いて、世の中への怨嗟を抱くようになってしまう人もいます。

そして「現在」に至りますが、大人になると環境が非常に複雑になりますので、そこに適応できないと二次障害が出てきます。

つまり成人期発達障害は、当然ですが「育ち」から「現在」までが子どもよりも長いわけです。そのためにより大きな「育ち」の問題を抱え、「現在」の問題もより複雑であることを、踏まえる必要があります。

愛着課題と複雑性ＰＴＳＤについて

愛着課題と複雑性ＰＴＳＤについて、もう少し詳しく述べておきましょう。

先述したように、愛着課題とは、生育の過程で養育者との情緒的な絆がうまく形成できなかったために生じる問題のことです。

発達障害のある子は、目が合わないし抱っこもしにくいなど、育てにくい面があります。親からすると、なかなか愛情を感じにくい、ということにもなりかねません。あるいは、親自身にも何らかの発達障害があり、愛着の発信が難しい場合もありますが、親自身がそれを捉えられていないこともあります。そのようなことが重なると、愛着課題が生じるようになります。

子ども自身は、発達特性によって生活そのものにストレスを感じやすい上に、ほかの子と異なった特性があるために、いじめや無視などの攻撃に遭いやすい。そのことによって、ほかの精神障害を合併しやすいという状況があります。


先述したように、複雑性PTSDとは、長期にわたる複合的なストレスによって生じたPTSD（心的外傷後ストレス障害）の一種で、慢性的に無力感や絶望感等の症状が出ます。

複雑性PTSDの要因には、発達特性に合わない環境など外部からのストレスがありますが、もう一方の要因に患者さん自身の脳、すなわち神経回路の特性があります。特にASDの人には、三好輝先生（横浜市寿町健康福祉交流センター診療所）が述べているように、「神経過敏＋切り替え困難」というところがあります。言い方を変えれば「過剰興奮＋こびりつき」で、あることに囚われてそれが頭の中でグルグル回る、大人になってもフラッシュバックが起こる。そのような人がかなりいて、それが引きこもりなどさまざまな状態につながっていることがあるのです。

フラッシュバックとは、強いトラウマ（心的外傷）を受けたとき、その記憶があとになって突然、鮮明に蘇ることで、ＰＴＳＤの特徴的な症状の一つです。

精神障害との鑑別診断と重複診断について

このような特性のある患者さんを、精神障害と鑑別診断もしくは重複診断しなければならないわけですが、その際に私は以下のように考えています。ここはかなり私見が入ることをお許し下さい。

まず、ＡＳＤの本質は自閉、つまり外界との疎隔であるということ。外の世界とは離れているということです。そして、その限られた世界の中でグルグル回っていくという、強迫性と静的平衡。平衡とは、力が釣り合っている、あるいは状態が安定していることです。要するに閉じた輪というか、閉じた軌道の中に収まって回っている状態がＡＳＤだと思います。

それに対してＡＤＨＤは衝動性や変動性が非常に大きく、輪が閉じていない。気分の揺らぎや認知の揺らぎなど、いろいろな揺らぎを伴っている。いわばダイナミックな動的平衡状態、さまざまに変動していきながら一定の発達特性を持つのがＡＤＨＤではないかと思います。

図2-3　精神障害との鑑別診断と重複診断

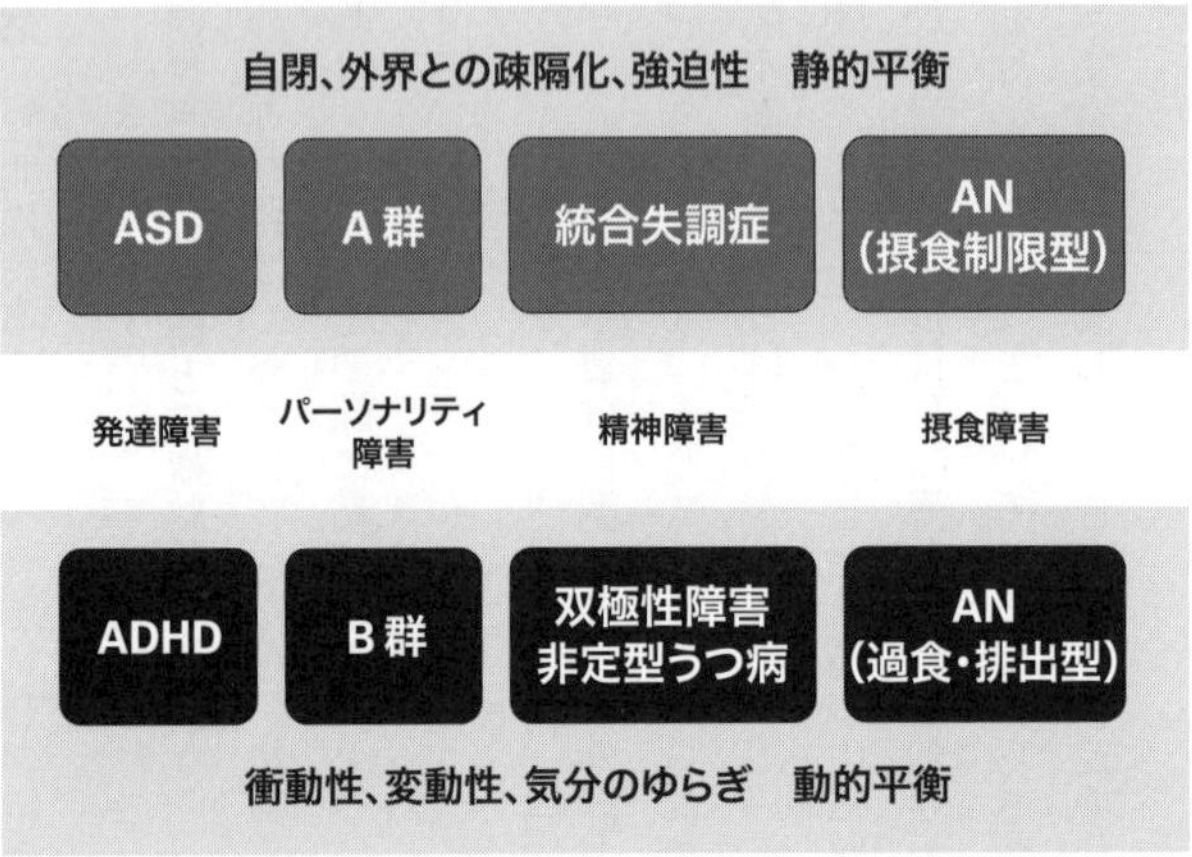

これらは生まれつきの特性ですが、パーソナリティのレベルで見ていくと、ASDはDSM-5の「パーソナリティ障害・A群」に分類される状態と似ています（図2-3）。

パーソナリティ障害とは、ものの見方や考え方、振る舞い方といったその人らしさが、一般社会で期待される規範と大きく異なっていることによって、著しい苦痛や障害を生じた状態です。

たとえばA群に含まれる「スキゾイドパーソナリティ障害」は、社会的関心が薄く孤独を好み、感情が平板であることを特徴とするため、同様の特徴があるアスペルガー症候群と同じなのではないかという議論があります。

この議論には決着がついていませんが、いずれにせよ思春期のパーソナリティ形成の過程で、ＡＳＤとパーソナリティ障害に共通の要素が形成されると、パーソナリティ障害と診断されるケースがあるのです。

ＡＤＨＤの場合は、ＤＳＭ－５の「パーソナリティ障害・Ｂ群」に含まれる「境界性パーソナリティ障害」などと似ている場合があります。これは過敏性や不安定性、極度の気分変動や衝動性を特徴とします。

発達障害は生まれつきのものですが、思春期以降に発症する精神障害との関連でいうと、病態の類似性という意味ではＡＳＤは統合失調症が近いですし、ＡＤＨＤは双極性障害（躁うつ病）や非定型うつ病に近い。非定型うつ病は、定型うつ病がずっと気分が落ち込んだままなのに対して、出来事に反応して気分がアップダウンする、過食・過眠傾向がある等の特徴があります。

摂食障害との関連では、同じ神経性食思不振症（Anorexia Nervosa：ＡＮ）でも、ＡＳＤは何も食べないで痩せてしまう「摂食制限型」に近く、ＡＤＨＤは大量に食べて吐くことを繰り返しながら痩せていくという「過食・排出型」に近い。

パーソナリティ障害や精神障害、摂食障害は個々の発達段階において別々に発症するのですが、なんとなくこのような流れがあって、発達障害とこれらの障害が合併することもあると、私は捉えています。

ＡＳＤとＡＤＨＤの本質とは

発達障害の理解の仕方で、私がいちばんわかりやすいと思っているのが、滝川一廣先生（前学習院大学教授、あなはクリニック＋オリブ山病院）が作られた図です。

以前から滝川先生は、知的障害（ＭＲ：Mental Retardation）とは「認識の発達」の遅れであって、ＡＳＤは「関係の発達」の遅れであるとして、２次元の図を出されていました。そこに「自己制御の発達」という第３の軸を加え、これがうまくできないのがＡＤＨＤだとしたのが図２－４です。このような3次元空間の中に、個々が位置付けられるということです。

これらを踏まえた上で、ＡＳＤとＡＤＨＤについて、その本質とは何かを考えていきたいと思います。

図２-４　精神発達の立体構造（滝川一廣先生）

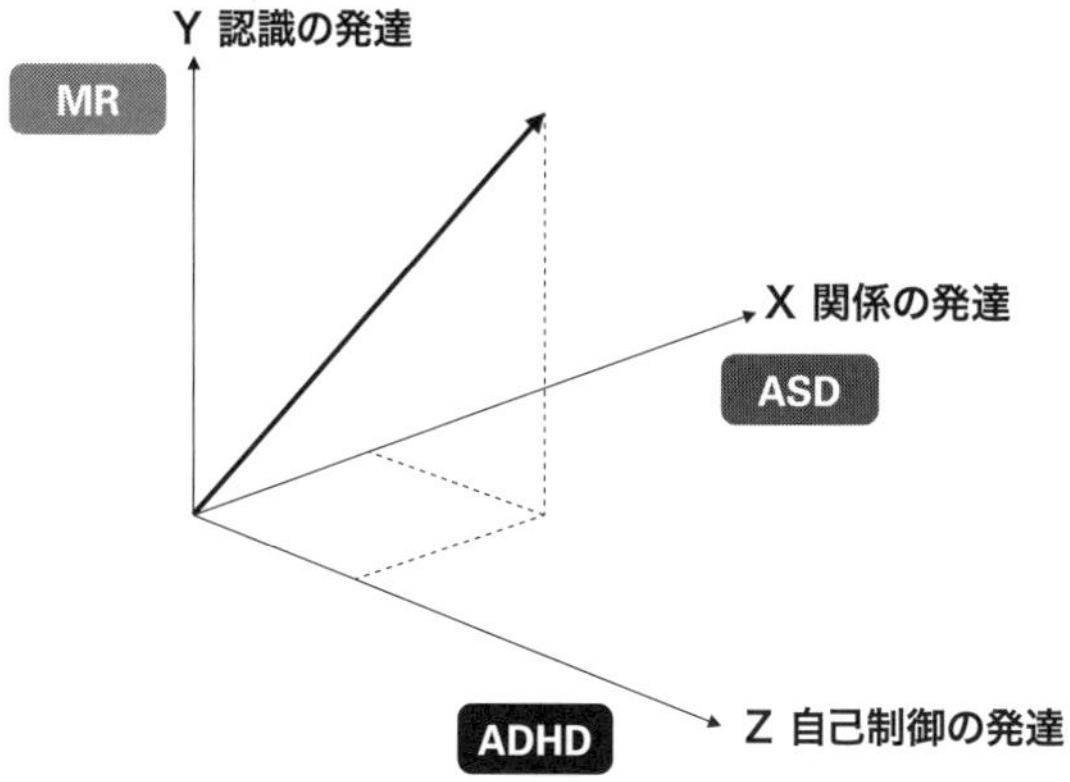

（出所）「そだちの科学」日本評論社、2019.4, p160-

まずＡＳＤですが、その本質を考える上で私がいちばん重要だと思ったのが、内海健先生（東京藝術大学保健管理センター長、教授）の著書『自閉症スペクトラムの精神病理―星をつぐ人たちのために』（医学書院、２０１５年）に記されている、以下の考え方です。

世界には自分が見た世界とほかの人が見た世界があって、それらが多次元的に成り立っていると我々は認識していますが、ＡＳＤの人たちにはそう認識することが難しい。では、なぜそうなのか？

他者が見た世界があることに我々が気づくきっかけは、母親の「まなざし」であると考えられます。動物の場合は、たとえばアヒルが、孵化して最初に見た動くものを親だと思ってついて歩くように、自分が見ることによって外の世界を認識しますが、人間はその逆。母親からの視線という、自分を見るまなざしに気づくことによって、他者から見た世界があることに気づく。そのようなコペルニクス的転回があって初めて、他者との関係性が芽生えるのですが、ＡＳＤの人たちはその気づきが遅れてしまったのだろう、ということです。

　すると、ほかの人から見た世界があることへの想像力が乏しいまま育っていきますから、当然のこととして、社会的コミュニケーション機能はあまり必要ないわけです。また、通常はほかの人がどのように世界を見ているかを逐次フィードバックしながら育っていくため、他者と共生する世の中というものへの認識ができていきます。しかしＡＳＤの人は自分の世界だけですから、極めてピュアな状態です。そのことが天才的な発想につながる場合もありますが、一般的にはこだわりというマイナスな形になってしまうことが多いと思います。

　ただしたいていの場合、他者が見た世界があることへの気づきが遅れても、まったく気づかないままではありません。保育園に入って、小学校に入ってと、周囲と一緒に大きくなっていく間に、「ほかの人はこうやっているのか」と気づく。気づくのですが、非常に人工的な理解にとどまってしまい、なんとなくぎこちないコンタクトになるのです。

次に、ＡＤＨＤの本質とは何かですが、私はＡＤＨＤの本質を空間的・時間的「近眼性」だと考えています。近くしか見えない、「今ここ」以外がなかなか捉えられない状態です。

空間的な近眼性、すなわち近くしか見えないとき、我々がどうするかというと、近くに行って見るわけです。したがって多動とは、目の前しか見えず、自分があちこちに動いて行くしかないために起こるのではないかと考えられる。これはまったく違っているかもしれませんが、私はそう考えています。

同様に考えると、衝動性は時間的な近眼性を補うためではないでしょうか。少し時間が経つと忘れてしまい、そのときにやらなければ二度とできない。だから、今やろうということ。よく言えば行動力があるのですが、悪く言えば衝動的ということです。

ＡＤＨＤのもう一つの特性は、発達の遅延です。たとえば、小さい男の子が多動だったり気が散ったりするのは普通のことで、新たな環境に馴染むためにはその方が適しています。ところが、小学生になってもその状態である子は５％ぐらい、大人では２・５％ぐらいとされています。成長とともになくなっていく特性が残っているということであり、ＡＤＨＤは発育遅延の一つの形と見ることができます。

ここで、先ほどの滝川先生の図2－4に、産業構造を当てはめて考えてみましょう。

まず、原初の狩猟採集は、外界を認識することで成立します。図のY軸「認識の発達」が必要だということです。農耕は大勢で協力する必要がありますから、関係性が発達していなければ難しいでしょう。これは図のX軸「関係の発達」です。この二つはともに第1次産業です。

第2次産業になると、工場労働などでは決められた作業をこなすこと、すなわち制限された行動が求められますから、Z軸の「自己制御の発達」が必要です。産業構造が複雑化して第3次産業、サービス業などが登場すると、X軸Y軸Z軸のすべてが必要になりますが、特に重視されるのがX軸の対人関係でしょう。

このような産業構造と発達の関わりが、大人のASDやADHDが問題となる背景にあるのではないかと、私は考えています。近頃は、いわば第4次産業とも呼ぶべきサイバー空間での仕事が増えていますが、このような産業と発達特性がどう関わっていくのかは、まだわからないといったところです。

発達障害の診立てにおけるポイント

ここまで述べてきたように、私はＡＳＤとＡＤＨＤには本質的な違いがあると思っています。ただし、ＡＤＨＤの人がＡＳＤの特性を訴えて受診することもあります。ＡＤＨＤの人が近眼性を持ったまま生育していくと、人との関係を深めることが難しいために、二次的にＡＳＤに近い状態になることがあるのです。

また、ＡＳＤの診断で非常に難しいのが、愛着の問題です。患者さんの中には発達障害と愛着障害が併存している人がかなりいますが、彼らの困りごとのどこまでが発達障害によるもので、どこからが愛着障害によるものかという見分けは、極めて難しい。どちらであっても社会的コミュニケーションの問題などが生じて来ますから、丹念に診察して原因を探っていかなければなりません。

このように、本来の特性である発達障害自体も多重構造になっている上に、愛着など発達過程の問題が重なり、さらにパーソナリティ特性や二次障害なども重なった状態で、成人の患者さんは来院します。この多重構造を読み解き、適切な「診立て」をする能力が、成人期発達障害の臨床には求められるのです。

図2-5　成人期発達障害診断プロセス

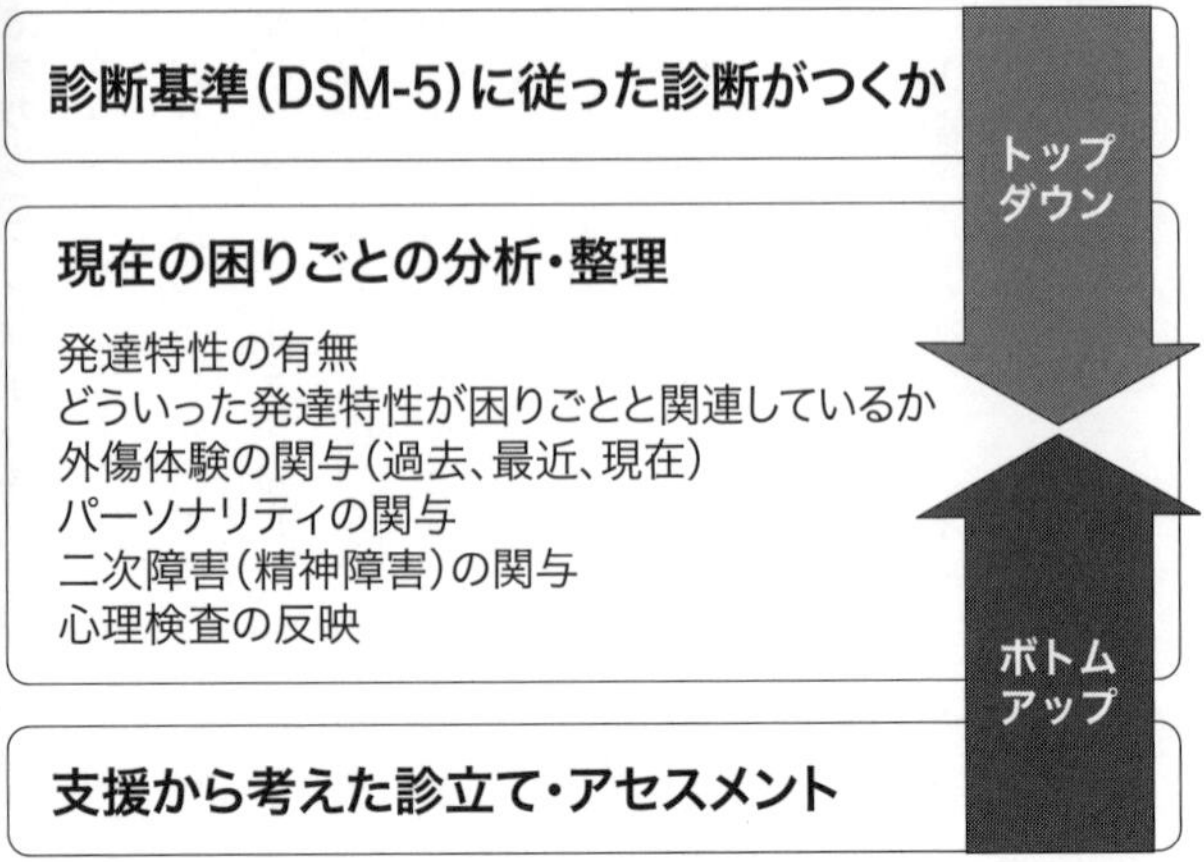

　では、どのように診断を進めていけばいいのでしょうか。
　まず、本人あるいは周囲の現在の困りごとや、症状・特性の有無を、診断基準であるDSM−5に照らして診る。と同時に、過去の困りごと、過去の症状・特性の有無を、やはりDSM−5に照らして診ます。小さいときにまで遡って、そこから継時的に、幼児期はどうだったのか、小学生の頃はどうだったのか、中学生の頃はどうだったのかと、それぞれの時期で特性に照らした困りごとがなかったかを、年表を作るように診ていく必要があるのです。
　これが基本ですが、大事なポイントが二つあります。一つ目は、その困りごとが本当に発達特性によるものなのか、ということ。それ以外の要素で説明できないかどうかを考える。二つ目は、幼少期・学童期から一貫した特性があるかどうかです。私は発達障害の遅発、すなわち大きくなってから発症することがあるという説には懐疑的で、小さいときから一貫した特性があるだろうと思っています。

診断は、もちろん診断基準にきちんと合っていなければなりません。と同時に、最終的に重要なことは「どのように治療と支援をしていくか」ですから、支援の視点から遡って診立てやアセスメント（評価）をしていくことも必要です。言い換えれば、診断からのトップダウンによる治療・支援と、必要な支援からのボトムアップによる診立てやアセスメント（評価）、この両方をきちんとやっていくことが非常に大事だと思います（図２－５）。

そのために現在の困りごとの分析と整理があるのであり、「どのような発達特性が困りごとと関連しているか」「心的外傷、パーソナリティ特性、精神障害などが関与しているかどうか」等々、さまざまな角度から診たり、心理検査などをしたりしながら見極めていくのです。

第3章　成人期発達障害診断の実際
——運動ならびに視覚認知機能発達の偏りにも着目して

林　寧哲　ランディック日本橋クリニック院長

成人期発達障害の診断も、小児期・思春期と同様に、症状に基づく「操作的診断基準」によって診断します。厳密に発達生育歴を聴取して症状の有無を診るのですが、成人では小児期の発達特性を直接観察できないため、情報量が少なく信頼性に欠けることが往々にしてあります。そこで当院では、神経心理学的検査や脳波、頭部MRIなど、一般診療所でも利用可能な客観的検査を早期から取り入れて、多面的な評価を行っています。

本章では、発達生育歴を聴取する際の「半構造化面接」をはじめ、当院で実施しているさまざまな検査法について詳しく述べます。さらに、発達障害が大脳や小脳の領域間の、機能的な結びつきの異常によって起こるとする説や、患者さんの生活に大きな影響を及ぼす視覚認知機能や運動機能の発達の偏りについても考察します。

1　操作的診断基準に沿った成人期発達障害診断について

成人期における発達障害診断の難しさ

本章では、最近大事ではないかと思っている運動機能や視覚認知機能の発達の偏りなども含めて、成人期発達障害診断の実際についてお話ししたいと思います。

成人期発達障害の診断は、小児期・思春期と同様に、操作的診断基準に基づいて行います。操作的診断基準とは、原因不明であるために検査法がなく、症状に基づいて診断せざるを得ない疾患に対して、できるだけ医師によるブレがないように、妥当性と信頼性が高くなるように設定した診断基準のことです。たとえば、精神科の診断基準として現在もっともよく使われている「ＤＳＭ－５」で、「自閉症スペクトラム障害」（ＡＳＤ＝Autism Spectrum Disorder）は、「コミュニケーションの異常と対人関係の異常」「狭く限られた範囲への興味」「症状が早期に存在」「社会生活上の支障」という四つの条件を満たすときに診断されるとしています。これも操作的診断基準です。

診断に当たって重要なことは、主に小児期の発達特性の偏倚《へんい》、すなわち偏りをいかに捉えるかです。

小児期においては、本人の行動を診察の場面で観察することによって、発達特性の偏りを直接知ることができます。しかし成人期においては、本人の陳述や家族の陳述、あるいは成績表に記された教師の評価などの間接的情報から、直接的観察なしに判断せざるを得ない側面があります。

要するに、症状に基づく操作的診断基準によって診断せざるを得ないにもかかわらず、症状を直接観察できないことから、成人期発達障害の診断には困難が伴うのです。

そのため小児期におけるのと同様に、あるいはそれ以上に、発達生育歴の聴取に当たっては、半構造化面接を厳密に行うことが重要だと考えています。半構造化面接とは、あらかじめ質問を用意しておくものの、相手の状況や回答に応じて、質問の順序や内容、表現などを変える面接方法です。

当院における発達生育歴聴取の実際

当院では、以下のように発達生育歴を聴取しています。

最初に、参考資料として母子手帳と小中学校の成績表を見ます。

母子手帳では主に出生体重と言語発達を確認します。発達障害がある場合、言語発達に遅れが見られることがあるためです。出生体重を確認するのは、発達障害の原因として低出生体重と遺伝の二つがあるとされているためです。低出生体重は、身体的発達のみならず脳の神経発達にも影響を及ぼすとされています。しかし実際のところ、発達障害と診断された症例の中で低出生体重だった人は10〜20％程度です。低出生体重は発達障害の一因ではありますが、すべての発達障害に低出生体重が認められるわけではありません。

小中学校時代の成績表では、主に成績と教師の所見を見ます。成績に関しては、全般的にずっと成績が悪いことから「知的発達症（知的障害）」が、特定の科目の成績が悪いことから「限局性学習症（限局性学習障害）」がわかることがあります。

限局性学習症とは、全般的な知的能力が平均域以上で、なおかつ学習環境に問題がないにもかかわらず、特定の領域の学習が困難である状態をさします。特定の領域には読字、書字、計算などがあります。

教師の所見からは、生活態度や発達特性の偏りが教師から見てどうだったか、ということがわかります。

このような点で、参考資料は非常に重要です。

参考資料を確認した上で、面接によって自閉的偏倚（ＡＳＤ的な偏り）、運動機能発達の偏り、注意欠如・多動性障害（ＡＤＨＤ＝Attention-Deficit/Hyperactivity Disorder）的な偏り、その他の発達特性の偏り、心理社会的な偏りなどを、学童期前、学童期、中学校、高校、高校卒業以降についてそれぞれ聴取していきます。

ＡＳＤ的な偏りを診るために聴取しているのは、以下のようなことです。

まず、ＡＳＤでは言語発達に遅れがあるため、それを聞きます。具体的には、1歳半で始語、すなわち意味のある言葉が出ているか、2歳ぐらいまでに2語文が出ているか、3歳の言語発達はどうかなどを確認します。

そして、メタ認知の発達について聴取します。メタ認知とは、知覚や情動、記憶、思考などの認知活動を、客観的に捉えて評価・制御することであり、頭の中にいるもう1人の自分が自分を見ている状態です。ＡＳＤでは、他者との関係を認識すること、つまり「他人にとって自分はこういう存在だ」と認識することが難しいという特性があります。他者にとっての自分を認識するには、メタ認知によって客観的に自分を捉える必要がありますから、そのような能力の偏りを診るのです。

他者との関係を認識しづらいことと関連して、ＡＳＤの人は他者に対する興味が希薄であるという特徴もあります。そのため、他者への興味の有無や程度についても聞きます。

また、これはごくまれですが、ＡＳＤの人の中には直観像を伴う記憶のある人がいますから、それについても聞くことにしています。直観像とは、過去に見た事物がまるで目の前にあるかのように鮮明に見えることで、映像記憶とか写真記憶とも呼ばれます。

刺激に対する過敏性、たとえば他の人にとってはなんでもない音や匂いが我慢できないほどつらい、といったことがある場合もありますから、これについても聞きます。

さらに、「常同的特性」と呼びますが、ＡＳＤの人は興味や注意の対象が限られていて、注意が興味の対象に向くとそのほかのことに無頓着になる特性があります。これはＡＳＤの根本的な特徴だと私は考えていますが、このような情報収集の偏りが生じやすい性質がありますから、これについても聞きます。

そのほか、フラッシュバックがあるかどうか、視線が合わないといった問題があるかどうかについても聞きます。フラッシュバックはタイムスリップ現象とも呼ばれ、昔の出来事を突然、鮮明に思い出すことをさします。

運動機能発達の偏り、すなわち「発達性協調運動症」（ＤＣＤ＝Developmental Coordination Disorder）の特性についても聞きます。発達性協調運動症とは発達障害の一種で、脳が体の各部分の動きをうまく協調させられない状態です。具体的には、道具や楽器がうまく使えない、縄跳びができない、自転車に乗れない等々の、〝不器用〟と言われるような状態が生じます。

これに関しては、まず粗大運動（全身運動）や微細協調運動（手先の操作）に問題がないかどうかを聞きます。さらに、目的のない同じ動きを繰り返す「常同運動」がないかどうか、過去にチックの症状が出たことがないかどうかも聞きます。チックとは、まばたき、肩をすくめる、ジャンプするなどの運動や、鼻を鳴らす、咳払いをするなどの動作や音声が、本人の意思とは関係なく急に現れ、それを繰り返す症状です。

ＡＤＨＤ的な偏りに関しては、不注意・記憶の問題（忘れっぽさ、勘違い、思い込み）、多動性・落ちつきのなさ、衝動性・情緒不安定、自己概念の問題（自己肯定感の乏しいこと、自己否定的観念が強いこと）、時間処理の問題（物事の処理の段取り）、遂行機能障害（目的を効果的に遂行するための、一時的に記憶した情報の活用や、思考や行動を制御する機能などに支障があること）、遅延報酬系の問題（後から得られる報酬を待つことができない）などをそれぞれ聴取しています。

そのほかの発達特性の偏りに関しては、まず全般的な知的発達の問題がないかどうかを診ます。知的発達症かどうかということですが、先ほど触れたように、これまでの経過全体を通じて学業不振であったりすると、これを疑うことになります。

学習に関する問題としては、これも先ほど触れましたが、読字、書字、計算などの問題、すなわち限局性学習症があるかどうかも診ます。

また、これはＡＳＤとの区別がつけづらいのですが、コミュニケーションに関する問題として、言語症（言語障害）があるかどうかも診ます。言語症は、言語の習得と使用が困難で、語彙が少ない、何かを説明することが難しい、といった状態です。

さらに、発達特性の偏りだけでなく、機能不全家族による心理社会的剥奪（幼少時の虐待やネグレクトなどによる非常に強力な心理的ストレス）、反応性愛着障害、世代間伝達なども確認します。

機能不全家族とは、家庭内にアルコール依存や貧困、虐待などの問題があり、家族が家族として機能していない状態をさします。なぜ家庭内の問題を確認するかというと、このようなことが原因となって、ＡＳＤ的な症状が現れることがあるからです。

反応性愛着障害は、生まれてすぐの時点から無視や虐待をされるなど、不適切な環境で育ったために生じます。他者への信頼感を持てず、人に甘えたり頼ったりできない、あるいは怒りや焦燥、不安、攻撃性といったマイナス感情が強いなどの特徴があります。柏先生（ハートクリニック横浜院長。第2章参照）が、「発達障害があるために養育者との情緒的な絆がうまく形成できず、愛着課題が生じる場合がある」と話されていましたが、反応性愛着障害は、本人には情緒的な絆を作る能力があるにもかかわらず、それができないことによって愛着課題が生じるケースをさします。

世代間伝達とは、親に発達障害があることを意味します。親に発達障害があると、さまざまな問題が生じることがありますから、それを聴取しています。

以上のような聴取の内容を、当院ではＭ《エム》Ｓ《ス》Ｐ《パ》Ａ（Multi-dimensional Scale for PDD and ADHD）というレーダーチャート（蜘蛛の巣グラフ）に落とし込んでいます（図３－１）。

ＭＳＰＡとは京都大学の船曳康子先生を中心に開発された、発達障害の各特性の程度と要

図 3-1　MSPA

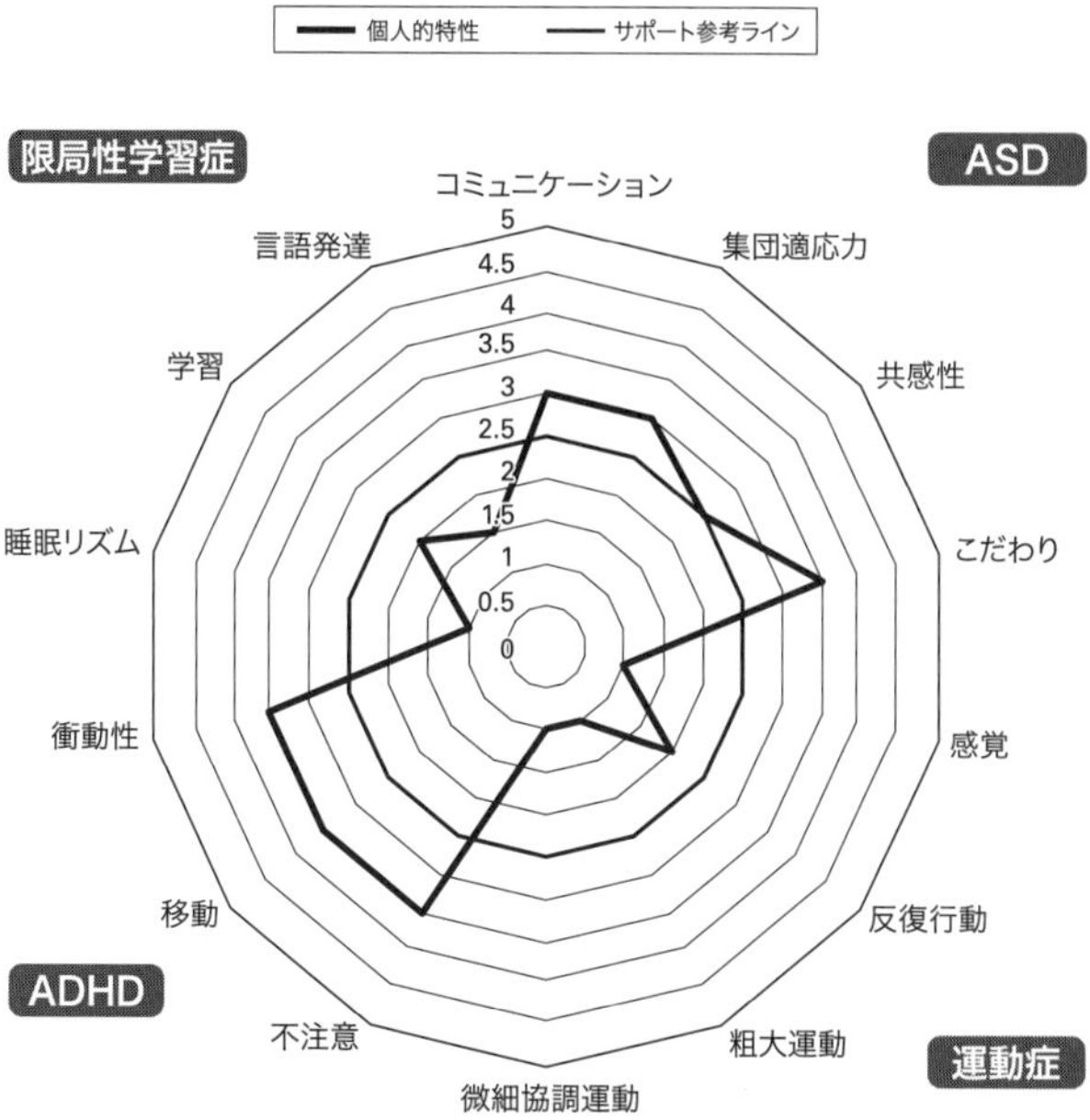

1　気になる点はない

2　多少気になる点はあるが、通常の生活環境において困らない

3　本人の工夫や、周囲の多少の配慮で集団生活に適応（上司、担任など責任のある立場の人が把握し配慮する程度）DSM-5重症度分類 Level 1

4　大幅な個別の配慮で集団生活に適応（上司、担任等の支援のみでは困難）DSM-5重症度分類 Level 2

5　集団の流れに入るより個人がより快適な生活を送れるような支援が優先される DSM-5重症度分類 Level 3

支援度の評価尺度です。患者さんの特性をこのグラフに落とし込むと、「ＡＤＨＤ的な特性が強いだけでなく、ＡＳＤ的な特性も強い」というように非常にわかりやすいために、診断に利用しています。

ただ、これだけしっかり聴き取りをしても、情報量が決定的に不足していたり、信頼性に欠けていたりすることがあります。特にＡＳＤ的な特性のある人は、他者にとって自分がどのような存在かを認識することが難しいため、発達生育歴を聞いても「まったく普通でした」と答えることがあります。ほとんど情報が得られず、話を聞いただけでは診断に至れないこともあるのです。

また、発達障害と診断してほしいということで、あらかじめ情報を集めて、それらしい話をする人もいます。そのような意味での信頼性の問題もあります。

このように話から情報が得られない、情報の信頼性に問題がある、といったことが往々にしてありますから、操作的診断基準には記されていませんが、客観的検査による補完が必要だと感じています。

2　成人期発達障害診断における客観的検査について

そもそも発達障害とは何か

そもそも発達障害とは何かということですが、発達障害の原因は最近までよくわかっていませんでした。近年になってｆＭＲＩ（functional Magnetic Resonance Imaging）やＤＴＩ（Diffusion Tensor Imaging）など新たな画像検査が開発され、大脳皮質、大脳辺縁系、大脳基底核、小脳などにおける「機能的結合」の多寡との関連が指摘されるようになってきています。

機能的結合とは、以下のようなことです。脳には、運動野、感覚野、言語野など、異なる機能を持つ多くの領域があり、互いに情報のやり取りをしながら働いています。たとえば本を読んだとき、脳のA領域とB領域とC領域が同時に活性化したとすると、ＡＢＣ各領域の機能が互いに連携しながら、読書という行為を可能にしたと考えられます。この、異なる領域の機能が互いに連携しながら働くことを機能的結合と呼び、この連携の多い少ないが、発達障害に関わっていると指摘されているのです。

そして、脳機能の活動がどの場所で起きたかを見られるｆＭＲＩや、一定の方向に向かって連続する神経の状態を見られるＤＴＩなどによって、画像として機能的結合の状態がわかるようになってきたのです。

私は、これまでの臨床経験から、症状に基づいて診断する操作的診断基準には、限界があると考えています。一方、昨今は新規の客観的な検査による発達障害診断が試みられていて、たとえば「脳波がこのようになっている場合は、こう診断する」というような、新たな知識や見解も蓄積されてきています。

脳波以外にも、近赤外線を用いた脳機能の測定法・光トポグラフィー（ＮＩＲＳ＝Near-Infrared Spectroscopy）で、発達障害を診断しようという試みもあります。

あるいはまた、ＰＥＴ（Positron Emission Tomography：陽電子放出断層撮影）、rs-fcMRI（resting-state functional connectivity MRI）、ＤＴＩなどを用いる方法もあります。ＰＥＴは放射性薬剤を体内に入れて、それを特殊なカメラで捉えて画像化する検査法。rs-fcMRIは、ｆＭＲＩで見た安静時の脳の機能的結合状態のこと。脳は安静時にも活動していますから、安静時の状態を見ることで、その人本来の各領域間の連携の状態がわかると言われているのです。

ただし、これら新規の客観的検査は研究段階にあるものが多く、一般診療所ではまだ活用することができない状態です。

次ページ以降に示すのは、領域間の結合が可視化できるというｆＭＲＩとＤＴＩの画像、そして「Nature Medicine」に掲載された、ＡＳＤの機能的結合の多寡などについての論文の図（図３－２〜４）です。

発達障害がある場合、脳の器質的（物理的、物質的）特性としては、以下のようなことがあると言われています。

まず、大脳皮質など脳の特定の部位の低形成、すなわち発育不全がある。さらに、発達過程において脳は、神経細胞や神経細胞同士のネットワークが増えたり減ったりしますが、脳の特定の領域で、適切な減少や増加が見られない。また、脳内の特定の領域間をつなぐ結合が通常に比べて少なく、複数の領域間に結合の少ないところがある。

したがって、診断に直接影響があるということではありませんが、やはり客観的な検査も行わなければ、信憑性が保てない気がします。そこで当院では、客観的な検査として、電気生理学的検査、神経心理学的検査、画像検査を行っています。

図3-2　fMRI画像のサンプル

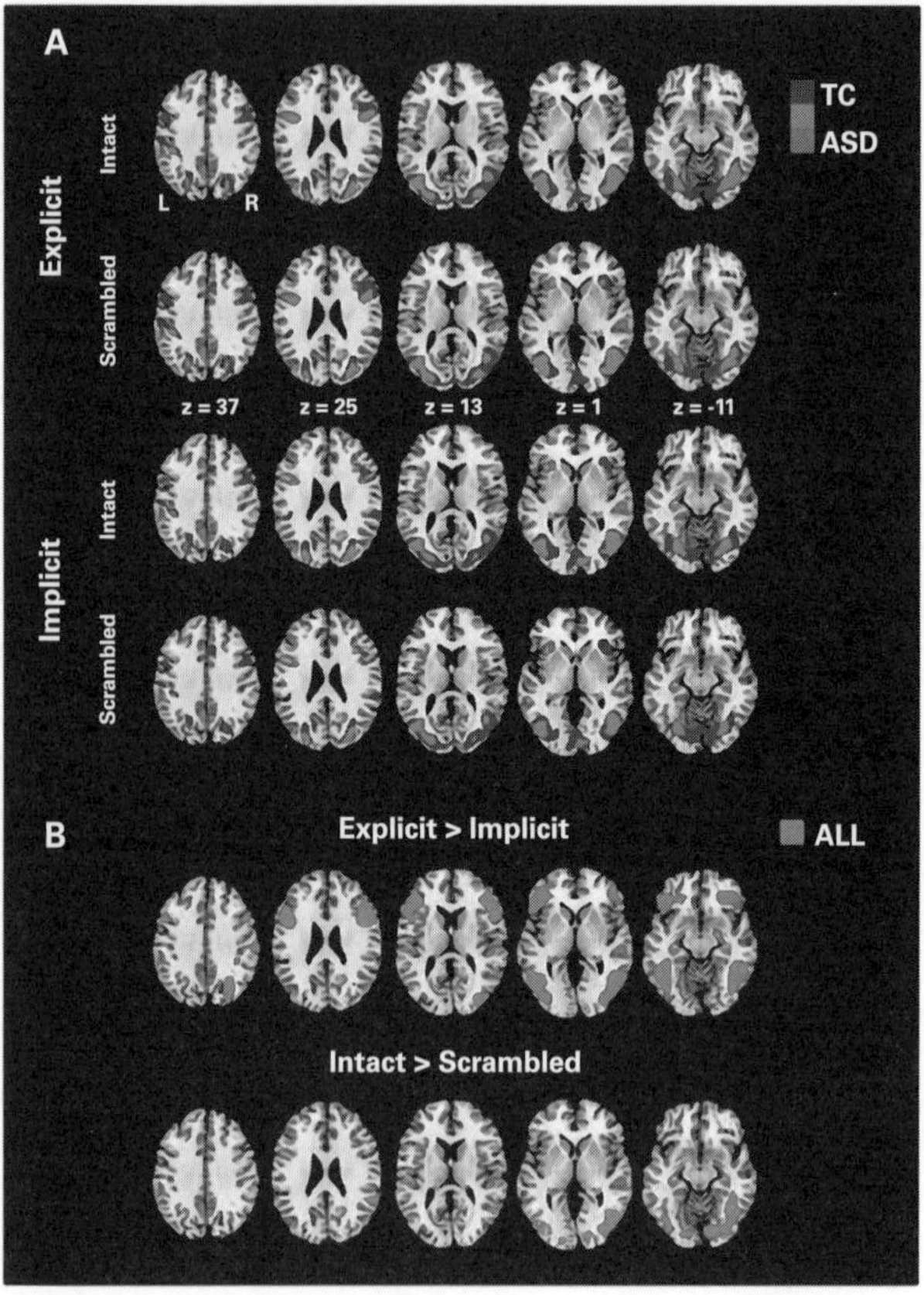

課題遂行時の脳内の活動の推移を可視化する

図3-3　DTI画像のサンプル

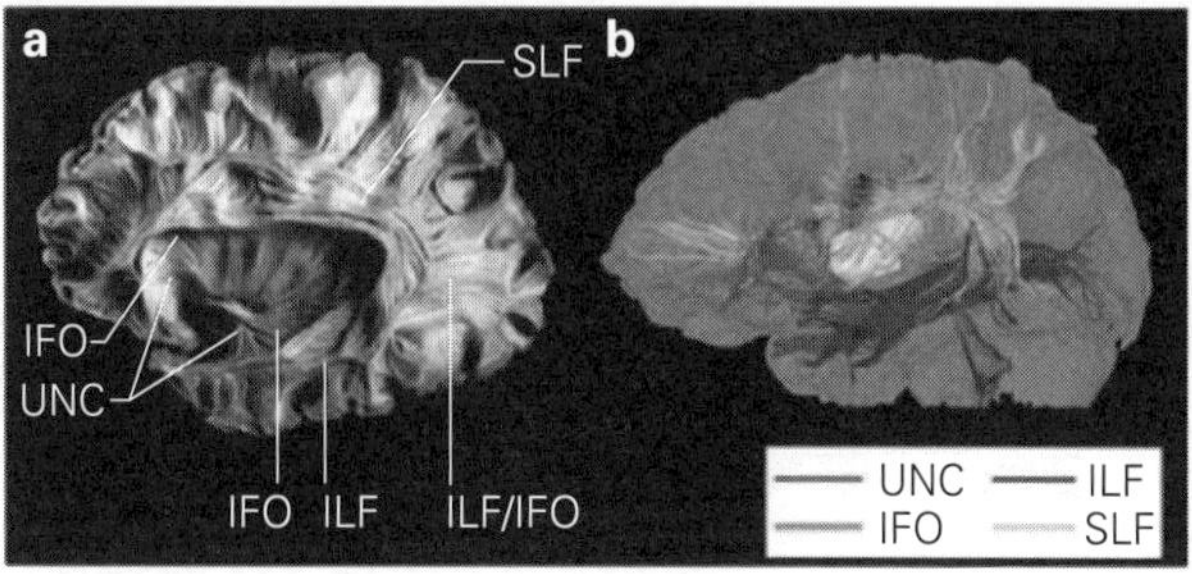

脳内の領域間の結合を可視化する

（出所）Copyright ©2006 Nature Publishing Group
Nature Reviews | Neuroscience

図3-4　「Nature Medicine」掲載図。rs-fcMRIによる脳の機能的結合の評価

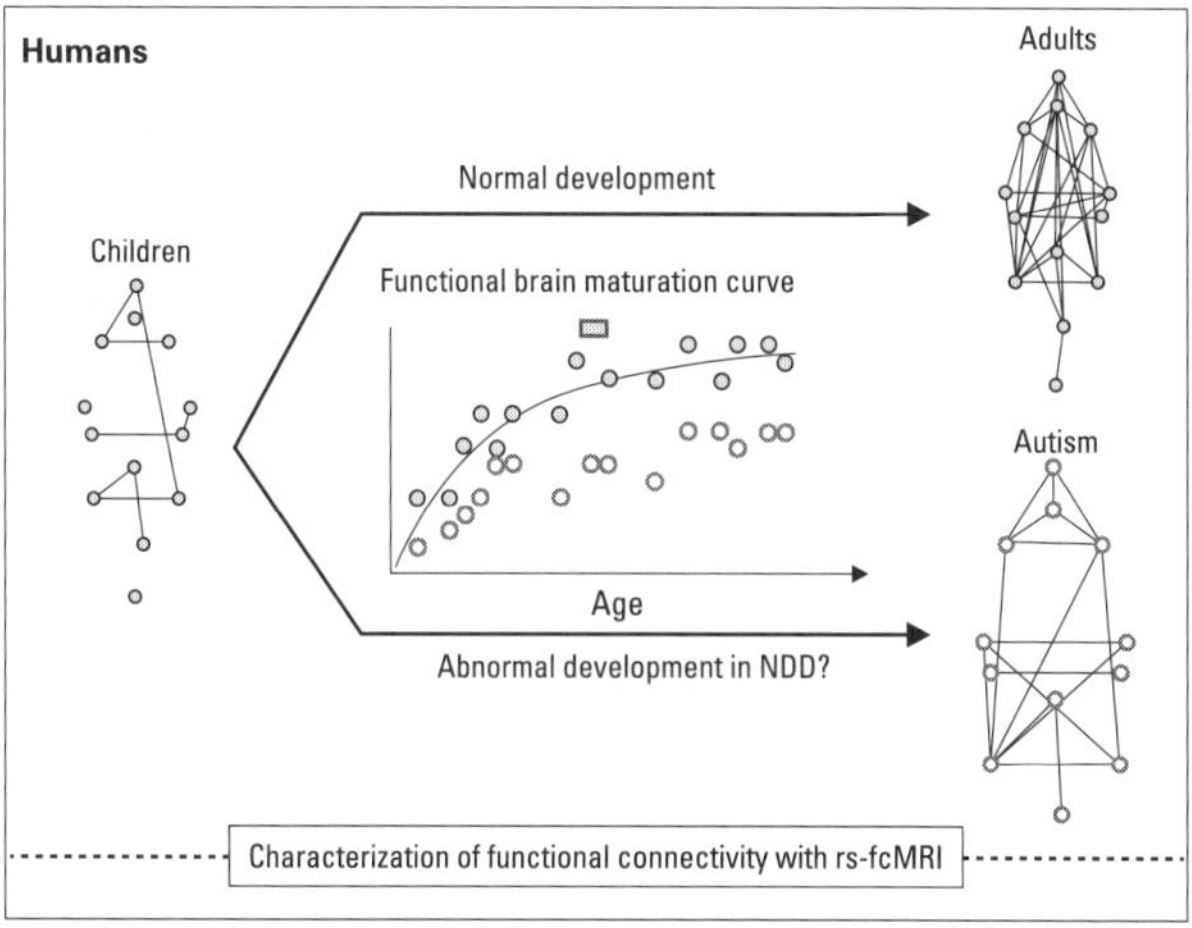

中央の曲線は、脳の機能的成熟度（領域間の結合の粗密）を表す。結合の粗密は、正常対照群（右上）に比べASD（右下）では未熟で粗である

当院で行っている客観的検査について

・電気生理学的検査

電気生理学的検査とは脳波検査のことで、発達障害のある人の30〜40%に脳波異常があると言われています。脳波検査をするのは、主に抗てんかん薬を使うべきかどうかを判定するためです。脳波の異常を伴う患者さんに抗てんかん薬をうまく使うと、生活上の困難がかなり改善することが、これまでの経験からわかっています。

さらに脳波では覚醒水準を見ます。広汎性α波と言って、通常は頭頂部と後頭部から出ているα波が脳全体から持続的に出ている場合や、刺激がないとすぐ眠ってしまう「覚醒維持困難」の症状がある場合に、中枢神経刺激剤のコンサータ（主成分メチルフェニデート）を投与して覚醒水準を上げるかどうかを検討するためです。このように、薬物療法の方向性を決める際に、脳波を見るのです。

・神経心理学的検査

神経心理学的検査としては、ＷＡＩＳ−Ⅲ（Wechsler Adult Intelligence Scale-Third Edition：ウエクスラー成人知能検査第３版）、ＷＭＳ−Ｒ（Wechsler Memory Scale-

Revised：ウエクスラー記憶検査）、WCST（Wisconsin Card Sorting Test：ウィスコンシンカード分類課題）を実施しています。

まずWAIS-Ⅲですが、これは知的レベルを診る検査で、言語性知能指数を測る7つの下位検査と動作性知能指数を測る7つの下位検査の、計14の下位検査から構成されています。

言語性下位検査：単語、類似、算数、数唱、知識、理解、語音整列

動作性下位検査：絵画完成、符号、積木模様、行列推理、絵画配列、記号探し、組合せ

通常はそれぞれの下位検査が8～12点の範囲、すなわち各検査の点差が4点以内に収まるのですが、8点以上の差がある場合には発達特性の偏りがあると判定します。

WAIS-Ⅲでは、作動記憶の偏りも見ます。作動記憶とはワーキングメモリとも呼ばれ、情報を短時間記憶して処理する能力をさします。

たとえば計算をするとき私たちは、計算に使ういくつかの数を一旦記憶しておいて、それに必要な処理、すなわち加減乗除をして答えを出しますが、これもワーキングメモリの働き

です。さらに、複数の情報を統合してどう行動するかを決めたり、物事の優先順位をつけたり、注意を向ける先を絞ったりと、ワーキングメモリにはさまざまな働きがあります。

発達障害のある人は、同時並行的に情報を処理することが苦手で、一つのことに集中してしまいがちですが、それにはワーキングメモリの偏りが関わっていると考えられます。

そこで、聴覚的処理（単語や文章など音声で表現される情報の処理）に関わるワーキングメモリの偏りを見るために、ＷＡＩＳ‐Ⅲの下位検査項目のうち「算数」「数唱」「語音整列」を行います。

「算数」は暗算問題で、意味のある音（言葉）を同時並行的に処理する能力を見ます。「数唱」は聞いた数を同じか逆の順番で答える問題で、無意味で単純な音（言葉）を同時並行的に処理する能力を見ます。「語音整列」は数字や仮名を順番に並べる問題で、無意味で複雑な音（言葉）を同時並行的に処理する能力を見ます。

イメージや絵などの視覚処理（視空間情報の処理）に関わるワーキングメモリの偏りは、「絵画完成」と「組合せ」で見ます。

「絵画完成」は絵に欠けている部分を示す問題で、視覚情報全体から部分的な特徴を見出す能力を見ます。「組合せ」は断片を組み合わせて物を作る問題で、部分的な視覚情報から全体を推察する能力を見ます。

さらに、情報の処理速度を見ます。処理速度は、就労が継続できない原因になることがありますから、重要です。これは「符号」「記号探し」という下位検査項目で見ます。「符号」は記号を書き写す問題で、転記作業のような目と手の協応作業の能力を、「記号探し」は見本と同じ記号かどうかを判断する問題で、視覚的な探索速度を見る検査です。

発達障害のある人は、相手の仕草を見て相手がどう思っているかを推察するといったことが苦手ですが、これには「視覚的抽象的推察」能力の偏りが関わっていると考えられます。そこで、これを見るために下位検査項目「行列推理」を行います。「行列推理」は空欄を推測する問題で、視覚的な情報をもとに法則性を推定する能力を見ます。

人は目に見えるものも見えないものも、まとまりごとに区分する「範疇化」を行いながら生きていますが、これも発達障害のある人は苦手です。そこで、下位検査項目「類似」によって、これを見ます。

「類似」は、たとえば梨と柿など、二つの言葉に共通する概念を見つける問題で、複数の概念を一つの範疇として認識する能力を見ます。


このような検査を行い、その結果ASD的な特徴があるかどうかは、下位検査項目「単語」「知識」「理解」「積木模様」「絵画配列」の得点バランスから推察します。

「単語」は単語の意味を聞く問題で、事象の定義ができているかを見る検査。「知識」は一般的な知識を聞く問題で、学校などの学習場面でどの程度の情報量を得られているかを見る検査。「理解」は日常的なルールなど、経験と観察に基づく、いわゆる常識的な観念の発達度合いを見る検査。「積木模様」は絵を見て積木で同じ模様を作る問題で、視空間認知能力を見る検査。「絵画配列」は絵を意味が通るように並べる問題で、個別の場面の集まりが全体として意味していることを認識できるかどうかを見る検査です。

ASD的な特徴がある場合は、「知識」や「積木模様」に比べて「単語」「理解」「絵画配列」の得点が低いことが多いのですが、すべての条件を満たす人は少ないと言っていいでしょう。「理解」だけが低いとか、「絵画配列」だけが低いとか、あるいは「絵画配列」は非常に高得点なのに「理解」が低いとか、いろいろなパターンがあります。ただし基本的には、「理解」の得点が低いことが重要だと考えています。

ADHD的な特徴は、下位検査項目「算数」「数唱」「語音整列」の得点が低いことや、これら三つの項目間の点差が大きいことです。これは音声で表現される情報の処理に関わるワーキングメモリの偏りと関係があるのではないかと考えています。

もう一つの特徴は下位検査項目「絵画完成」「組合せ」の得点が低いことや、これら二つの項目間の点差が大きいことで、これは視空間情報の処理に関わるワーキングメモリの偏りと関係があるのではないかと考えています。

いずれも、得点は各項目が8点未満であれば低いと判定し、項目間の差が3点以上あれば点差が大きいと判定します。

さらにADHDでは、視覚認知機能の発達に偏りが見られます。視覚認知機能とは単にものを見ることではなく、形や空間を捉える、不必要な部分は無視する、見たことを記憶するといった、情報処理能力も含みます。

これに関しては、動作性検査全般で得点が7点未満だったり、項目間の点差が3点以上あったりすることで判定します。

神経心理学的検査としては、このほかに先述のＷＭＳ－ＲとＷＣＳＴを実施しています。

ＷＭＳ－Ｒは記憶の検査ですが、注意過程の低下（指示遂行のための対象への注意の維持ができないこと）や視覚認知能力の障害を見たり、あるいは言語性処理障害（耳から入ってくる聴覚的情報を適切に処理できないこと）や視覚性処理障害（目から入ってくる視覚的情報を適切に処理できないこと）を比較するために使っています。

ＷＣＳＴは、遂行機能障害の有無を調べる検査です。遂行機能障害とは、目的を持って物事を計画し、順序立てて実行することができなくなることです。さまざまな症状が現れますが、私がＡＤＨＤ的な特徴として捉えているのは「持続的注意障害」、すなわち気が散ってしまって混乱し、間違うといった状態です。

一方、場面や状況が変わっても同じことをし続けるなど、切り替えの悪さが失敗の原因になっている場合は、ＡＳＤ的な特徴があると捉えています。

・画像検査

画像検査には、体の内部構造を画像で見る「解剖学的画像検査」と、体の機能を画像で見る「機能的画像検査」があります。

解剖学的画像検査としては、他院にお願いして頭部MRIを撮っています。その第1の目的は、発達障害と似た症状、すなわち高次脳機能障害を呈する他の疾患と区別するためです。頭蓋内にできた腫瘍や変性疾患、外傷の後遺症などがこれに該当します。いずれの疾患も当クリニックで経験があります。悪性の脳腫瘍の一種・グリオーマであることがわかった人もいますし、変性疾患のオリーブ橋小脳変性症や多発性硬化症が見つかったこともあります。外傷の後遺症では、もともと発達障害のある人が事故を起こして外傷を受け、症状が悪化したり、追加の症状が出たりした事例もあります。この場合は画像検査をしなければ脳に傷がついているかどうかわかりませんので、それを確認するということです。

さらに、発達障害との関連を疑う特徴として、皮質低形成・形成不全があるかどうかを確認します。

皮質とは、大脳の表面を覆う神経細胞の薄い層・大脳皮質のことで、知覚や記憶、思考など脳の高次機能を司っています。

発達障害との関連があるのは前頭前野内側面や前頭前野眼窩底部だと最近言われていますが、そのほかにも前頭極、上前頭回、中前頭回、側頭極に低形成が認められることがしばしばあります。

海馬や扁桃体の質量の変化なども発達障害と関係するため、これも見たいのですが、画像では大きさや体積がよくわかりませんから、異常なしと判定することが多くなります。

機能的画像検査としては、頭部ＳＰＥＣＴ（Single Photon Emission Computed Tomography）とｅＺＩＳ（easy Z-score Imaging System）解析をやってもらっています。

ＳＰＥＣＴは、放射性薬剤を体内に投与して、薬剤から放出される放射線の分布を断層画像にしたものです。薬剤の種類によってさまざまな臓器の機能を測定することができますが、この場合は脳の血流を見る薬剤を使い、血流の多寡によって脳の活動性を測定します。ｅＺＩＳは画像統計解析ソフトで、ＳＰＥＣＴで得られた画像をこれで解析すると、診断精度が上がるとされています。

なぜＳＰＥＣＴを行うかというと、薬物療法をする際の薬剤選択の参考にするためです。

確実とは言えないのですが、上前頭回の低形成などがある場合、大脳辺縁系や大脳基底核の活動性が亢進している症例が多いように思いますから、それを調べます。

その結果を踏まえて、大脳辺縁系の活動性が亢進している場合は抗てんかん薬のバルプロ酸ナトリウム、セロトニンの量を増やす薬ＳＳＲＩ（Selective Serotonin Reuptake Inhibitor＝選択的セロトニン再取り込み阻害薬）やＳＮＲＩ（Serotonin Noradrenaline Reuptake Inhibitor＝セロトニン・ノルアドレナリン再取り込み阻害薬）を使うかどうかを考えます。大脳基底核の活動性が亢進している場合は、抗てんかん薬のクロナゼパムを使うかどうかを考えます。これらの薬には、自律神経を落ちつかせたり、気分を安定させたりする作用があります。

運動機能発達と視覚認知機能発達の偏りに注目して

先ほど、ＷＡＩＳ－Ⅲの下位検査項目のうち、「絵画完成」「組合せ」の得点が低い場合には、視空間情報の処理に関わるワーキングメモリの偏りがあると判断すると述べました。

このような視覚認知機能発達の偏りの有無を見るために、私はＷＡＩＳ－Ⅲの動作性下位検査（絵画完成、符号、積木模様、行列推理、絵画配列、記号探し、組合せ）に特に注目しています。動作性下位検査では、「符号」「記号探し」の得点が低い場合は動作処理速度に問題があり、「積木模様」の得点が低い場合は視空間認知に問題があるといったことがわかります。

そして、そのような動作性、すなわち運動機能系や視覚認知の問題などがある場合には、「発達性協調運動症」（ＤＣＤ）の可能性を考えます。先ほども述べましたが、これは発達障害の一種で、脳が体の各部分の動きをうまく協調させられない状態です。

ＡＤＨＤとＤＣＤの合併はよく知られていて、これを「ＤＡＭＰ症候群」と呼びますが、検査をしてみるとＡＳＤに運動機能発達の偏りや視覚認知機能発達の偏りを合併している症例も多いのです。運動機能発達の偏りがある人は、視覚認知機能発達の偏りを併せ持つことが多いという印象もあります。

また、運動機能発達の偏りがある患者さんは、ほかの人の行動についていけないので疎外され、抑うつ的になってＡＤＨＤ的な症状が出やすいといったことがあります。あるいは、ついていけてもそれは過剰適応の結果で、精神的疲労で抑うつ的になったり、動悸、めまい、胃痛、下痢、震えなどの自律神経症状が出たりすることもあります。

これを社会心理的な側面から見ると、視覚認知機能発達や運動機能発達に偏りがあると、疎外されるなど対人関係に偏りが生じ、それをカバーしようとして過剰適応になりやすいということがあります。

また、発達特性に偏りがあると、遅い、失敗が多い、対人関係構築が偏っている（特にASDにおいて、その常同的特性〈興味や注意を向けられる対象が限局していること〉が原因で情報収集に偏りが生じやすく、対人関係を構築するにあたり、常識とされる事柄に無頓着であるがために他者から敬遠されたり、興味や注意を向けられる対象を共有できる他者としか関係性を構築できなかったりすること。例えば、特定のゲームを通じてしか関係性を構築できないとか、鉄道という共通の趣味を通してしか会話が成り立たないなど）などのことから、どうしてもハラスメントを受けやすくなります。

あるいは、親も発達障害である場合、心理社会的剥奪や反応性愛着障害との関連によって、発達障害ではないASD症状が出現することがあると考えられます。そのため、心理社会的側面に関する検討も、発達障害の診断には非常に重要だと考えています。

もちろん、その他の精神疾患との鑑別も重要です。似た症状を呈する疾患には統合失調症、気分障害、不安障害などいろいろありますが、これらが発達障害と合併することもありますし、微妙な症例では鑑別が困難なこともあります。

発達の問題に伴って生じる二次的併存症もあります。特定の状況などが非常につらく耐え難く感じられて、憂うつな気分になったり不安を感じたりする「適応障害」が多いのですが、抑うつが強くなったり不安が強くなったりすることもあります。うつ病や不安障害のようになるわけです。

このように、発達障害なのかそれ以外の疾患なのかということも、区別はつけづらいのですが、治療に結びつけていくためにはきちんと鑑別していかなければならないと考えています。

3　発達障害診断の今後について

データに見る患者さんの実態

最後に、発達障害診断の今後についてですが、その前に当院のデータで患者さんの実態を見ておきましょう。２０１５年６月１日から２０１６年５月31日までの１年間に、当院を受診して診断に至った95例についての報告です。

まず男女比は、男性が66％、女性が34％です。受診経路としては、「ネット・メディア38例」がいちばん多く、続いて「他院紹介26例」「支援者の勧め13例」「妻の要請6例」「家族の勧め6例」「産業医経由4例」「上司の命令3例」となっています。

訴えの内容（複数回答）は「対人関係構築困難22例」がいちばん多く、続いて「衝動制御困難21例」「計画遂行困難18例」「注意持続困難16例」「メタ表象機能障害15例」「意思疎通困難15例」「強いこだわり12例」「記銘（記憶）困難11例」など、いろいろなものがあります（図3－5）。

「その他」としては、それぞれ1例ずつ、以下のような訴えがありました。

選択性緘黙《かんもく》（特定の場面でまったく話すことができない症状）、文章構築困難、低耐性、書字困難、幻聴、無頓着、全身倦怠感、片づけが苦手、運動が苦手、就労持続困難、まったく無自覚（なぜ連れてこられたかわからない）。

診断としては、ＡＳＤが25例ともっとも多く、ＡＤＨＤが17例、ＡＳＤ＋ＡＤＨＤが15例、ＡＤＨＤ＋ＡＳＤが8例です。「ＡＳＤ＋ＡＤＨＤ」はＡＳＤが優位でＡＤＨＤが附属的、「ＡＤＨＤ＋ＡＳＤ」はＡＤＨＤが優位でＡＳＤが附属的ということです（図3－6）。

図3-5　発達障害の患者さんの訴えの内容

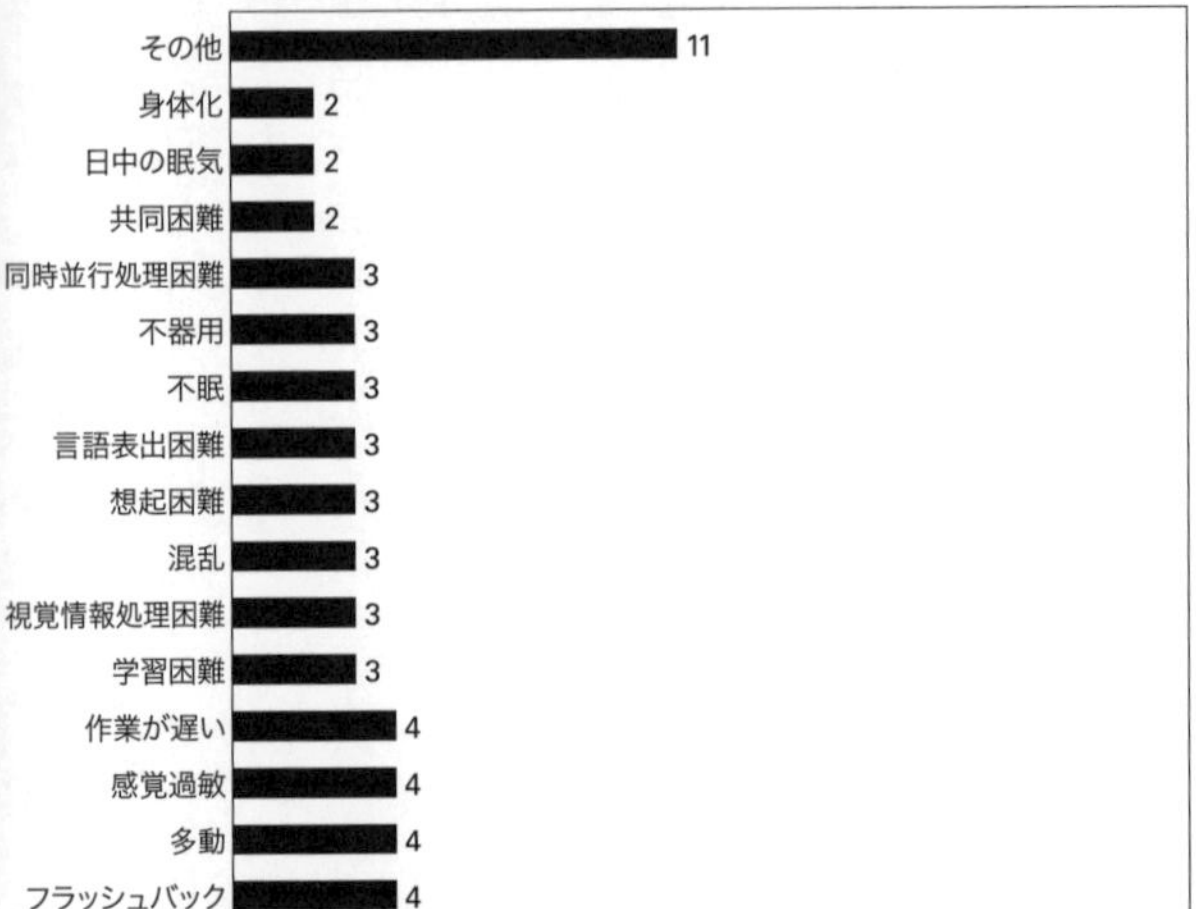

そのほかでは、知的発達症（ＩＤＤ）が6例とやや多め。発達障害ではなく双極性障害(Bipolar）と診断したケースも4例ありました。ＡＤＨＤとＤＣＤが合併したＤＡＭＰ症候群は3例あります。

あとは、発達障害ではないけれどＡＤＨＤ傾向、ＡＳＤと双極性障害の合併、特定不能の発達障害、ＡＳＤとＡＤＨＤと統合失調症の合併、発達障害ではないけれどＡＳＤ傾向が各2例、その他が7例です。

その他（各1例）の内訳は、以下の通りです。ＤＣＤ（発達性協調運動症）、ＤＡＭＰ症候群（ＡＤＨＤ＋ＤＣＤ）＋ＡＳＤ、発達障害ではないけれどＡＳＤ傾向と双極性障害傾向がある、ＡＤＨＤ＋ＩＤＤ（知的発達症）、ＡＳＤ＋ＡＤＨＤ＋強迫性障害、混合性特異的発達障害、ＡＳＤ＋統合失調症。

これをパーセンテージで見ると、ピュアなＡＳＤは26％、ピュアなＡＤＨＤは18％であり、合わせても半分に満たず、あとは何かしらと合併している場合が多いことがわかります（図3－7）。

また、脳波の異常を呈したケースが26例、約30％ありました。機能不全家族に伴う心理社会的反応、すなわち家庭内にアルコールや貧困、虐待などの問題があり、それが原因となっ

図3-6　発達障害の患者さんの診断（件数）

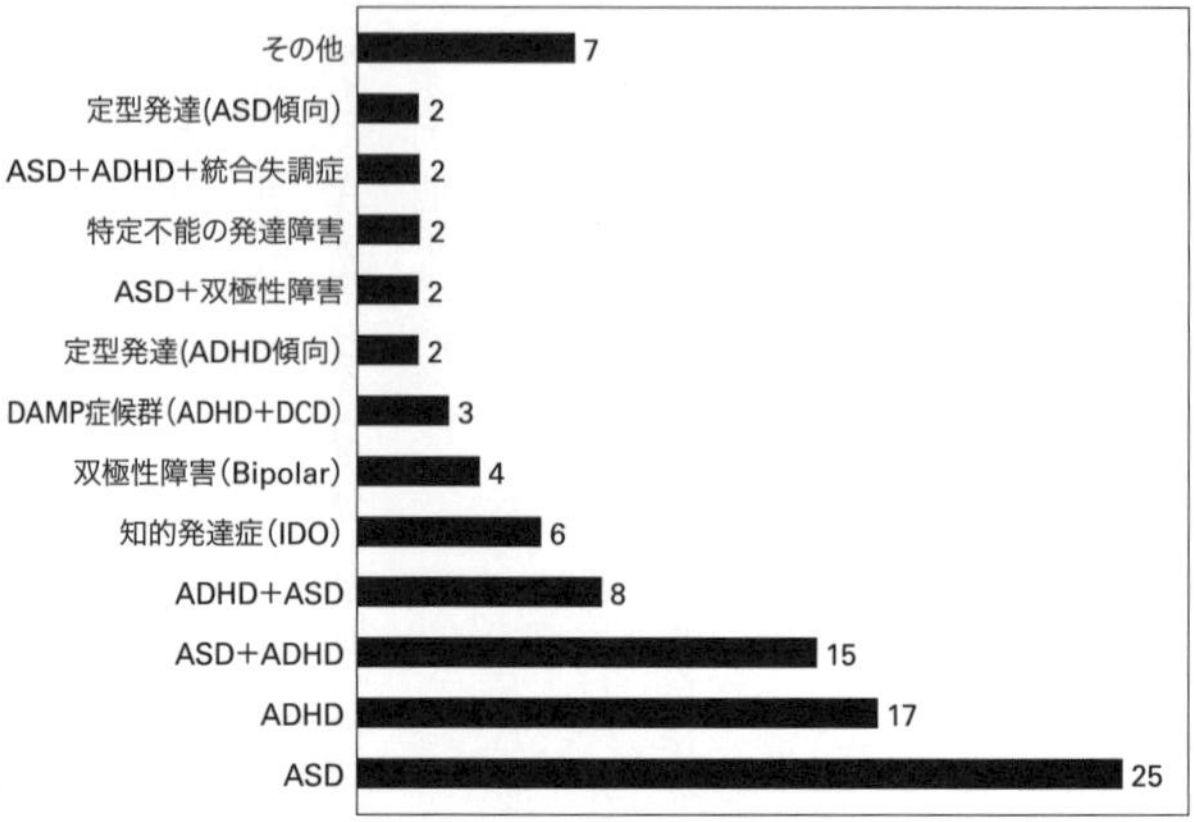

図3-7　発達障害の患者さんの診断（パーセンテージ）

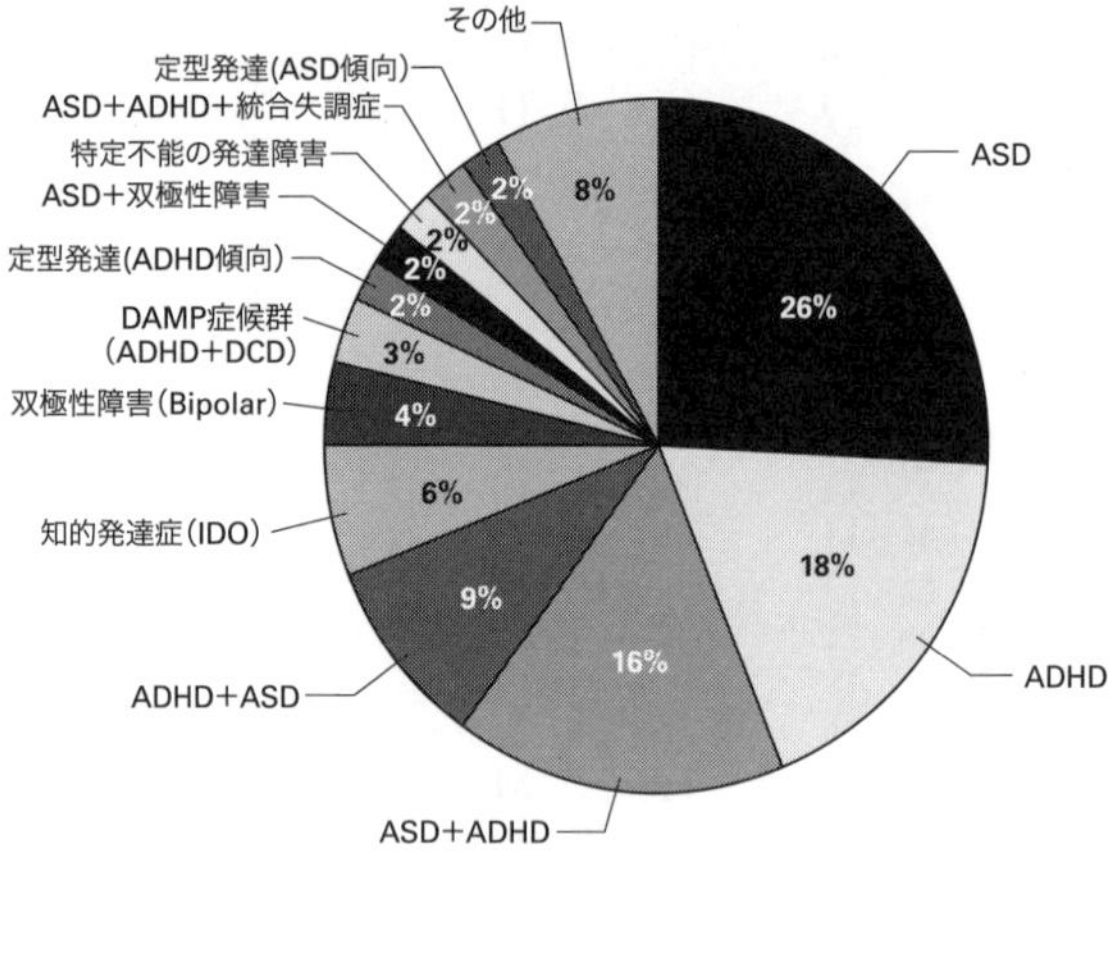

て発達障害的な症状が現れているケースは14例で、これも無視できない数です。

発達障害診断はどこへ行くのか

そして、発達障害診断がどこへ行くのかということです。当院は成人期発達障害の診断治療に15年携わってきましたが、診療を続ける中で、操作的診断基準には限界があることを切実に感じています。また、これまでの臨床経験によって、発達障害が「大脳や小脳のさまざまな領域の間の、機能的な結びつきの異常」によって生じているとするのが妥当だと考えています。

さらに、小児期に発達特性の偏りがないわけではないけれども顕著でなく、成人期に至ってから、明らかに発達特性の偏りに関連する問題が顕在化する症例があるのも確かです。最近では、「感染症などの後天的な要因によって成人期に発症した発達障害が存在することが考えられる」という報告もあり、医師の間でこのようなケースのあることが認識されつつあります。

このようなことからも、発達障害の診断、特に成人期発達障害の診断には客観的検査が必要であり、客観的検査は今後ますます普及していくであろうと考えられるのです。

当院では早期から、操作的診断基準の限界を補うために、一般診療所でも利用できる客観的検査を用いて、多面的な評価を行ってきました。

しかし、現状で客観的な診療のために使えるものとしては、電気生理学的検査の脳波検査、神経心理学的検査のＷＡＩＳ－Ｒ（ウエクスラー成人知能検査）・ＷＡＩＳ－Ⅲ、ＷＭＳ－Ｒ、ＷＣＳＴ、解剖学的画像検査の頭部ＭＲＩ、機能的画像検査の頭部ＳＰＥＣＴなどで、まだ限られています。そのため、半構造化面接による発達生育歴の聴取を厳密に行い、成人期発達障害を診療してきたわけです。

今後、客観的検査方法に関する研究が進み、一般診療所でも利用できる検査が増えることを切に願うとともに、最新の研究成果を診療に取り入れて、これまで鑑別が困難だった事例も正確に診断できるようにしていきたいと考えています。そして、視覚認知機能発達の偏りや運動機能発達の偏りなども含め、患者さんの生活に大きく影響を及ぼすさまざまな要素を考慮しながら、成人期発達障害の診断・治療を行っていきたいと思っています。

第4章　子どもから大人への発達障害診断

本田秀夫　信州大学医学部　子どものこころの発達
医学教室教授・附属病院子どものこころ診療部部長

「DSM-5」や「ICD-11」の診断基準には、「児童期における他者から見た行動の特性を中心に定義されている」「発達障害に含まれる複数の病気の併存状態を捉え切れていない」「症状や特性が時間とともにどう変化するかが述べられていない」「社会生活上の支障の有無が診断基準に含まれている」等の課題があります。

本章では、それらの点を踏まえながら、発達障害の人たちのパーソナリティ形成における生育環境の影響や、ライフステージの中での症状や特性の推移、二次障害との関連などについて、事例を交えながら述べます。

成人期発達障害の診断においては、現在に至るまでのさまざまな経緯を解きほぐし、どの特性がどのような状態に結びつくのかを整理して考えることが非常に重要です。

1　発達障害の診断基準において、私が考える課題とは

「発達障害とは何か」「併存症がどのように生じるか」を診てきて

私は１９９１年から20年ほど、横浜で発達障害を専門に診ていました。したがって、私自身は自分を児童精神科医というよりは、全ライフステージにまたがる発達障害専門の精神科医であると思っています。

その後職場を移りまして、現在は児童・思春期の人たちを中心に、発達障害もあるけれど、そのほかの病気や症状もいろいろある患者さんを診ています。また、大学では成人は診ていないのですが、ほかで成人を診る機会があり、成人になってから初めて受診した患者さんを経験するようにもなりました。

いわば、前半の20年間は「発達障害とは何か」を診て、最近の10年間は「発達障害の併存症がどのように生じるか」を診ている、という感じです。

本章では、そのような立場から発達障害の診断についてお話しします。

まず、ＤＳＭ-５やＩＣＤ-11の診断基準に関して、私自身が現時点で考えている課題についてです。

ＤＳＭ-５は、アメリカ精神医学会発行の精神疾患の診断・統計マニュアル第５版で、精神科の診断基準として現在もっともよく使われているものです。ＤＳＭ-５では、発達障害は「神経発達症」または「神経発達障害」と呼ばれています。ＩＣＤは、世界保健機関（ＷＨＯ）発行の国際疾病分類で、こちらも診断基準として広く使われています。最近、最新版のＩＣＤ-11がインターネット上で公開されました。

発達障害に含まれる「自閉スペクトラム症」（ＡＳＤ＝Autism Spectrum Disorder）や、「注意欠如・多動症」（ＡＤＨＤ＝Attention-Deficit/Hyperactivity Disorder）などの診断基準において、私が考える課題は主に以下のような項目です。

①児童期の他覚的な行動所見を中心に定義されている。
②内的な精神病理はほとんど定義に含まれていない。
③神経発達症同士の併存状態が捉え切れていない。
④症状や特性の継時的推移については述べられていない。

⑤社会生活上の支障の有無が診断基準に含まれている。
⑥二次的な併存症と本来の特性との区別が曖昧である。

「社会生活上の支障」は、生物学的基盤に基づいた診断基準ではない

ＤＳＭ−５の診断基準でＡＳＤは、「Ａ　社会的コミュニケーション及び対人相互反応の異常」「Ｂ　興味の限局」「Ｃ　症状が早期発達に存在」とあり、Ｄに「社会生活上の支障」が入ってきます。

「社会生活上の支障」は社会学的な概念であり、生物学的な基盤に基づいた診断基準とは言えないと思います。したがって、生物学的な基盤がある可能性があるＡ、Ｂ、Ｃを、私はＡＳ（Autism Spectrum：自閉スペクトラム）の特性とみなしています。そして、このような特性がある人と、その特性によって社会的な支障をきたした場合の診断（ＡＳＤ）を、分けて考えています。

柏先生（ハートクリニック横浜院長。第２章参照）が青木省三先生の言葉を引用されましたが、特性は広くとって、診断は狭くとるというのは、まさにこのことではないかと私も思っています。街を歩いていても特性のありそうな人は大勢いますが、いちいち診断はしない

わけで、診断はその人に何らかの支援が必要なときにするものだと思います。

臨床としてはそれでいいのですが、研究上はＡＳＤをＤＳＭ-5に沿って診断した場合、ＡＳＤと診断されない人の中にもＡＳＤの特性のある人が交じっていることになり、ＡＳＤの人とそうでない人の2群に分けて比較することの生物学的な意義が不明瞭になるという問題が残ります。

それはＡＤＨＤも同様です。「Ａ　不注意及び多動・衝動性」「Ｂ　12歳より前に出現」「Ｃ　複数の状況で当てはまる」「Ｄ　社会生活上の支障をきたす」のうち、Ａ、Ｂ、Ｃの3項目がＡＤＨ（Attenton-Deficit/Hyperactivity：注意欠如・多動）の特性だと私は考えています。そのため最近は、「ＡＤＨの特性がある人が社会生活に支障をきたした場合にＡＤＨＤと診断する」と、特性と診断を分けて考えるようにしています。

「他者から見た行動」では、見逃されるケースがある

ただ、先ほど項目①に挙げたように、これらの特性はあくまでも他覚的行動所見、すなわち他者から見た行動の特性です。実際には、次のような事例があります。

Ｋさんは5歳の女の子です。保育園では何も問題を指摘されていないのですが、親御さん

が「発達障害の特性があるのではないか」と気づいて、来院しました。なぜ気づいたかというと、お兄ちゃんがＡＳＤと診断されていたからです。「Ｋさんにも、お兄ちゃんに似たところがある」と親御さんは思っていたのですが、保育園で特に問題がなかったので、様子を見ていたわけです。

ところがあるとき、Ｋさんが保育園に行くのを嫌がるようになった。そこで理由を聞いたところ、以下のような話をしたそうです。

・昔のことをいっぱい覚えていて、今のことを忘れてしまう。
・ぐるぐるした道やスピードが出ると頭が痛くなる。
・保育園のランチルームでうるさいと頭が痛くなってイライラする。
・友達にごっこ遊びに誘われるのが嫌だ。
・周りがうるさいと頭が嫌な気持ちになる。
・驚かされたりするのが嫌だ。
・粘土の匂いが嫌だ。
・何かをしているときに邪魔されるのが嫌だ。

・人の口に触れたものは触りたくない。

問題がいろいろあったにもかかわらず、Ｋさんは我慢して黙っていたので、保育士は問題を感じなかったのです。このようなケースは、他覚的行動所見からは診断できない。もしもＫさんがもっと我慢を続けていたら、診断されないまま小学校に上がり、不登校になっていた可能性があります。

ひきこもりの研究などでは、ひきこもり当事者で発達障害と診断された人の中に、学童期までにＫさんと同様の問題を感じていた人が多いという報告もあります。周囲が気づけば診断につながるのですが、気づかなければひきこもりが出現するまで診断につながらないという問題があるのです。

特性が併存している人たちの実態がつかみにくい

次に、項目③の併存の問題です。

私は、ＡＳＤとＡＤＨＤを別々に分けるのではなく、次元軸に展開して理解するべきだと考えています。発達障害に含まれるほかの病気、学習障害や知的障害も同様ですから、本来は多次元の図になりますが、成人ではＡＳＤとＡＤＨＤのケースが多いので、２次元の図にまとめました（図４－１）。

この図のような目盛りを付けた場合、従来は高得点のＢやＣのエリアに入る人たちが、ＡＤＨＤやＡＳＤと診断されてきたわけです。そしてＡエリアの人たちが、臨床の場面で問題となっていた併存例に相当します。

ところが、実際に臨床の現場で出会う発達障害の成人は、ＡＳの特徴もＡＤＨの特徴もそれほど目立たない、どちらも中ぐらいというＤエリアの人がかなり多い。典型的なＡＳやＡＤＨの人たちは、すでに子ども時代に診断されて、対処されている可能性が高いためでしょう。

そして、ＡＳもＡＤＨもグレーゾーンというＥエリアの人たちが、成人期になって、診断が難しいということになるのではないかと思います。

ちなみに、人は誰でもこの次元のどこかに当てはまるわけで、私は自分自身がＦエリアに入ると思っています。ただし、スタッフから見るともう少しＡＳの特徴が強いらしいのですが。

それはさておき、たとえばＡＳＤの「こだわり」という症状と、ＡＤＨＤの「集中力に欠

図4-1　ASとADHの強弱と重複のイメージ

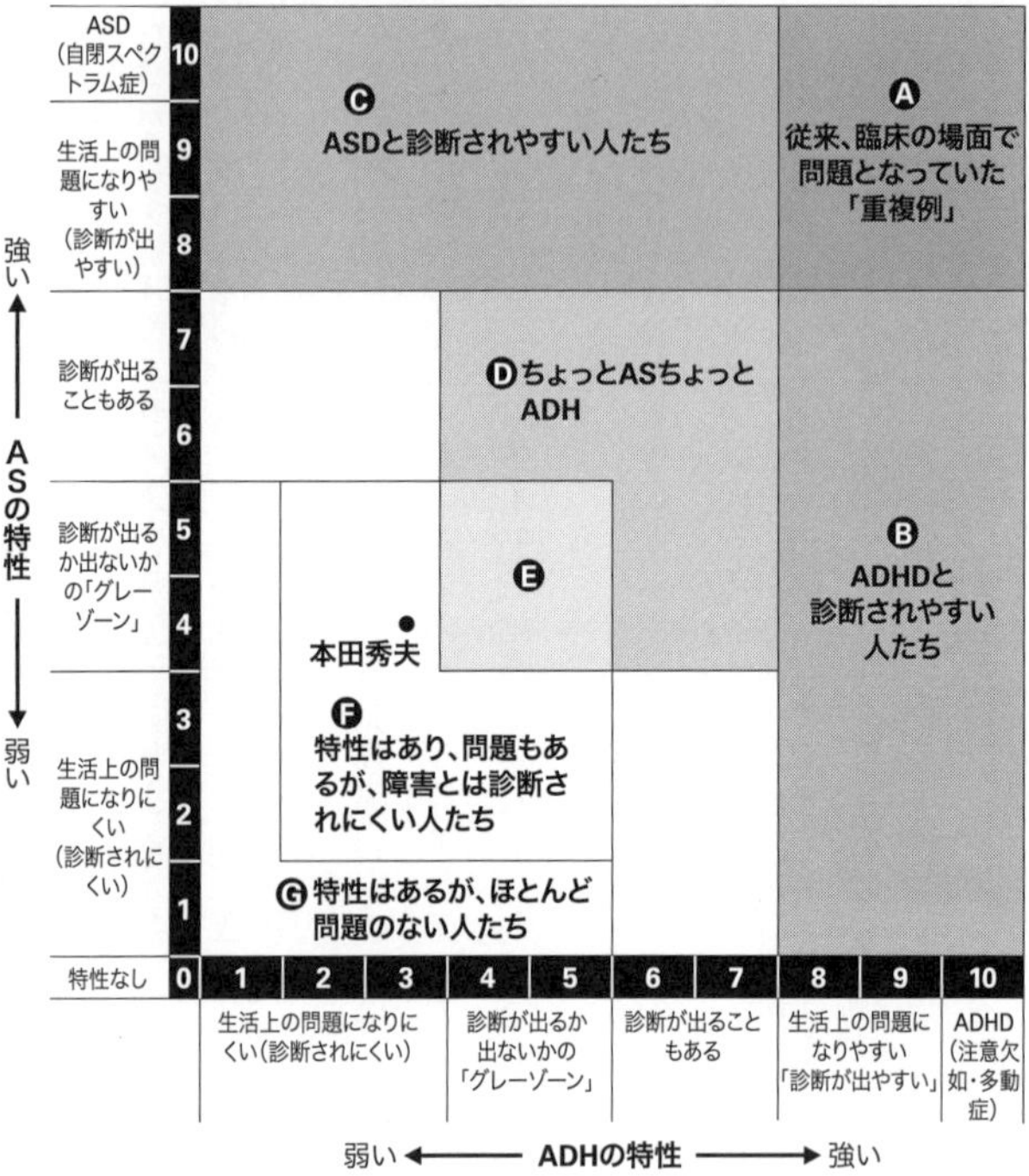

（出所）本田秀夫『発達障害　生きづらさを抱える少数派の「種族」たち』（SB新書、2018年）を一部改変

ける」という症状は、通常は相反します。こだわりがあれば、そこに集中するのが一般的でしょう。ところが当事者と話していると、「こだわっているけれど集中できなくて、モヤモヤする」という人たちがいます。この状態を客観的に見ると、ＡＳＤとしてもＡＤＨＤとしても中途半端で、本人の苦痛が診断の重症度に反映されにくいという問題があります。さらに、欧米では単一の疾患を扱う研究者が多く、併存研究がされにくいということもあります。

発達障害における併存の問題はまだ出てきたばかりですが、主観的な苦痛が診断に反映されにくい、研究が進まないといったあたりが、今後の課題ではないでしょうか。

「時間とともに変化する」という視点が盛り込まれていない

そして項目④、症状や特性が時間とともにどう変化するかを見る視点が必要だという点についてです。

症状や特性は時間とともに変化しますが、その時点で見られる症状や特性が将来どうなるかは、年齢が上がるほど予測がつきやすくなります。たとえば3歳と5歳と8歳では、将来どうなるか予測が難しい特性と、将来ほぼ確実に残ると思われる特性が、図４－２のように変わります。

図4-2　小児期に見られる発達特性は、将来どうなる？

年齢	予想が難しい	ほぼ確実に残る
3歳	知的発達の遅れ、言葉の遅れ 多動・衝動・不注意 読み書き、算数の苦手さ 運動の不器用さ	対人関係の特性、興味の偏り、こだわり 感覚の異常
5歳	多動・衝動 読み書き、算数の苦手さ	知的発達の遅れ、言葉の遅れ 対人関係の特性、興味の偏り、こだわり 感覚の異常 不注意 運動の不器用さ
8歳	多動	知的発達の遅れ、言葉の遅れ 対人関係の特性、興味の偏り、こだわり 感覚の異常 衝動・不注意 読み書き、算数の苦手さ 運動の不器用さ

3歳と5歳と8歳とでは、8歳の子がもっとも将来も残る特性の予測がつきやすいわけです。

一方、児童精神科の領域では今、早期発見・早期診断・早期支援が当たり前になっていて、たとえばＡＳＤの場合は1歳半健診でかなり見つかり、3歳で支援を開始するのが標準です。ＡＤＨＤの場合は、特性のある子を小学校に入る前に把握して、小学校に入ってから対応できるようにしておくのが標準とされています。

ただ、その段階で診断はつくのですが、先ほど述べた通り、診断の根拠となった特性は年齢とともに変動します。

私は、横浜市で幼児期からフォローアップして、20歳を超えてからも定期的に外来に来られている方を何人も診ています。そのような人の中に、子どもの頃にＡＳＤと診断されたのに、成人になってからＰＡＲＳ‐ＴＲ（母親に面接して症状の存否と程度を評価する検査）を行うと、現在はＡＳＤには該当しないという結果になる場合があります。これはどういうことだろうと思ってＡＤＯＳ‐２（本人への行動観察と面接によってＡＳＤを評価する検査）を行うと、今度はＡＳＤと診断されるのです。

専門家が診ればＡＳＤか否かのカットオフ・ラインを超えるのですが、日常生活においては対人関係の問題がそれほど強くなくなっている人たちが、かなり多いのだろうと思います。

さらに、ＡＳＤ特有の興味の限局やこだわり行動は、形態や様式を変えながら、大人になっても持続します。この特性は成人期の前半、20代あたりで一旦軽減し、かなり目立たなくなりますが、30代を超えると復活してくる印象があります。これについては、私たちもそうですが、おそらく思春期から青年期という〝お年頃〟のときには我慢していて、中年期に入ると我慢しなくなるからではないかと思っています。いずれにせよ、特性は変化するのですが、軽くなったから「よくなった」と見るのは短絡的かもしれません。

ＡＤＨＤの多動・衝動性は、ゼロにはならないけれど、大人になると軽減する人が多い。

それに対して不注意症状は、大人になってもあまり変わらない印象があります。そのため、幼児期・児童期にはほかの症状に隠れて相対的に見えにくかった不注意症状が、青年期・成人期になってほかの症状が軽減すると、問題になることが多いのだと思います。

2歳から20代半ばまで変化を追ったNさんの事例

事例を見ていきましょう。

Nさん（男性）は、2歳の頃から私が診ていた人で、典型的なASDです。3歳のときは、以下のような状態でした。

・共感性に乏しく、一人遊びのみで、他の子どもに関心を向けない。
・反響言語（相手の言葉を繰り返す）、要求のみの一方的な発話。
・2語文が聞かれたが、独り言しか言わない。
・指さしができない。
・オムツが取れない、スプーンとフォークがうまく使えない。
・遊びは物並べが中心で、何かのふりをして遊ぶことはない。

・回転運動などの常同行動がある。

Nさんはその後、対人関係がかなり改善し、言葉も発達して、12歳のときにはいわゆるアスペルガー症候群のように、よくしゃべるけれど空気を読まないタイプになりました。特定のものに対する強い興味、オタク趣味のようなものもかなりありました。以下のような状態です。

・自分の関心事を長々と話し続け、場の状況に無頓着。
・年齢に見合わない丁寧な言葉づかい。
・話の内容が細部に入り過ぎる（日付、人名、番号など）。
・表情が不自然。
・ファミコン、テレビ番組、ホラー映画への強い興味。
・テレビ番組やタレントの名前に関する膨大な記憶。
・ルールを他人が遵守することへの固執。

Nさんは、自分の特性に合った工業高校に進学し、やはり特性に合った電機メーカーに就職したことで、20代半ばになった現在、社会人として非常にうまくいっています。

・上司に対しても臆さずに問題の指摘や提言を行う積極性を買われて、入社5年目で同期で最初にチーフとなった。
・後輩の指導のためにコンピュータ端末の操作法マニュアルを自ら作り、好評を博した。
・シフト制のため、職場の人たちと職場外で付き合うことは少ないが、チーフになってからは時々飲み会を企画し、後輩たちにおごっている。
・趣味はアイドルのファンクラブのイベントに出かけることや、テレビゲーム、CD鑑賞。

ASDの特性はある程度残っているのですが、この会社ではそれが問題視されずに済んでいるため、障害者手帳も取らずに普通に仕事をして、出世もしているのです。早期から支援を受けている人たちの中には、このようなケースがけっこう出てきていて、発達障害の人のどこを支援していけば社会生活ができるかということを、非常に考えさせられます。

また、この事例のように症状の多い・少ないと社会生活上の支障は必ずしも比例しないときがありますから、私は「ＡＳであっても障害とは言えない人もいる」と、何年か前から言っているわけです。Ｎさんのような人たちにおいては、発達障害の特性は、その人のキャラクター全体からすれば部分的なものです。成人期における発達障害の特性は、パーソナリティの一部に溶け込んでくるため、特性が顕著な場合を除いて、密な医療の対象とならないこともあるのです。

さらに、Ｎさんのように社会適応が良好なケースでは、感覚過敏が生活の支障となる人は、私の経験からするとごく一部です。

感覚過敏とは、視覚、聴覚、嗅覚、味覚、触覚などの感じ方が他の人と違っている状態です。

たとえば看板や人など視覚情報が多い繁華街でパニックになって立ちすくんでしまったり、苦手な音に恐怖を感じたり、匂いが嫌でその場所にいられなかったり、特定の食べ物を砂のように感じたり、握手されると虫がまとわりついているようで気持ちが悪くなったりします。先に登場したＫさんも、「ぐるぐるした道やスピードが出ると頭が痛くなる」「うるさいと頭が痛くなってイライラする」「粘土の匂いが嫌だ」と語っていましたが、これらも感覚過敏の症状です。

一方、大人になってから発達障害の問題で受診した人たちや思春期の人たちでは、感覚過敏の問題がかなり深刻である症例を経験します。ということは、感覚過敏の強い人に社会適応の問題が起きやすい、と見るべきなのかもしれません。もしくは、ストレスが強くなることによって、主観的に感覚過敏がクローズアップされてくるのかもしれません。

そのほかに成人例では、統合失調症または、軽躁状態とうつ状態を繰り返す双極Ⅱ型障害を併発した症例も、少数ではありますが経験しています。

2　生育環境とパーソナリティ形成の関係について

パーソナリティ形成には、大人になるまでの育ち方が影響する

私は、発達障害の人たちのパーソナリティ形成には、大人になるまでにどういう育ち方をしたかが、大きく影響すると考えています。生育環境によって、自分に自信を持てるかどうかや、人との関係の取り方は、かなり影響されるという印象を持っています。

先ほどのNさんのように、基本的に真面目で安定的な性格であり、得意な領域をしっかり伸ばせていて、苦手なことをそれほどせずに済む進路を自分で選べた人は、非常に落ちついていて二次障害もあまりありません。小さいときから発達障害のことを親御さんからきちんと学び、その特性に沿った育て方をされてくると、このような育ち方をたどる可能性が高まるのですが、発達障害であることが見逃されていると、そうはいかないわけです。

我が国で普通だと思われている育て方は、おそらく発達障害の人には適切とはいえません。適切な情報がもたらされない状況、いわば放任タイプの環境は、ある意味でネグレクトに近いのかもしれませんが、そのために不安や猜疑心が強くなってしまいます。情緒不安定で他罰的、攻撃的にもなりやすく、さまざまな精神症状を併発したり、将来について無関心になってしまったりする傾向もあります。

ただし早期発見された場合にも、苦手な領域を猛特訓するという、誤った早期支援をされる場合があります。そのようなケースでは、むしろ自信をなくしてしまい、二次的に抑うつ的になったりする人もいますから、注意が必要です。

さらに、大人になるまで発達障害があることがわからなかった人の一部には、学歴がものすごく高い人たちがいます。多少変わり者ではあるけれど、勉強ができるために見逃されてきた人たちです。しかし、このような人たちを注意深く診ていくと、家で勉強を猛特訓された形跡がある場合があります。このようなケースでは、何か問題が起こったときに、自分に問題があることを拒否してしまったりするため、診療が難しくなります。

いずれにしても、これらの例は発達障害だからこう、ということではありません。本来はこうならないはずの人たちが、発達障害の特性に気づかれずに、その人に合わない育てられ方をされてしまったがために、このようなパーソナリティになったと見るべきではないかと私は思います。

このような人たちの一部が、さまざまな二次障害を呈するわけです。そして、中には初めから発達障害プラス二次障害として受診する人もいますが、二次障害を主訴として受診したものの、注意深く診て行くと背景にわずかな発達障害の問題が浮かび上がってくる、というケースが往々にしてあります。

あるいは逆に、「自分は発達障害ではないか」と言って受診してきた場合でも、本人が思うほど発達障害の特性が強くなく、二次的な悩みごとの方が大きな問題である場合もあります。そのようなケースでは、「発達障害ですべて説明できます」と言うよりは、「発達障害の特性があった結果として、うつや不安が強くなっている状態だと考えるべきです」という話をした方がいいのではないかと思っています。

図4-3　個と環境の相互作用による特性の現れ方の推移

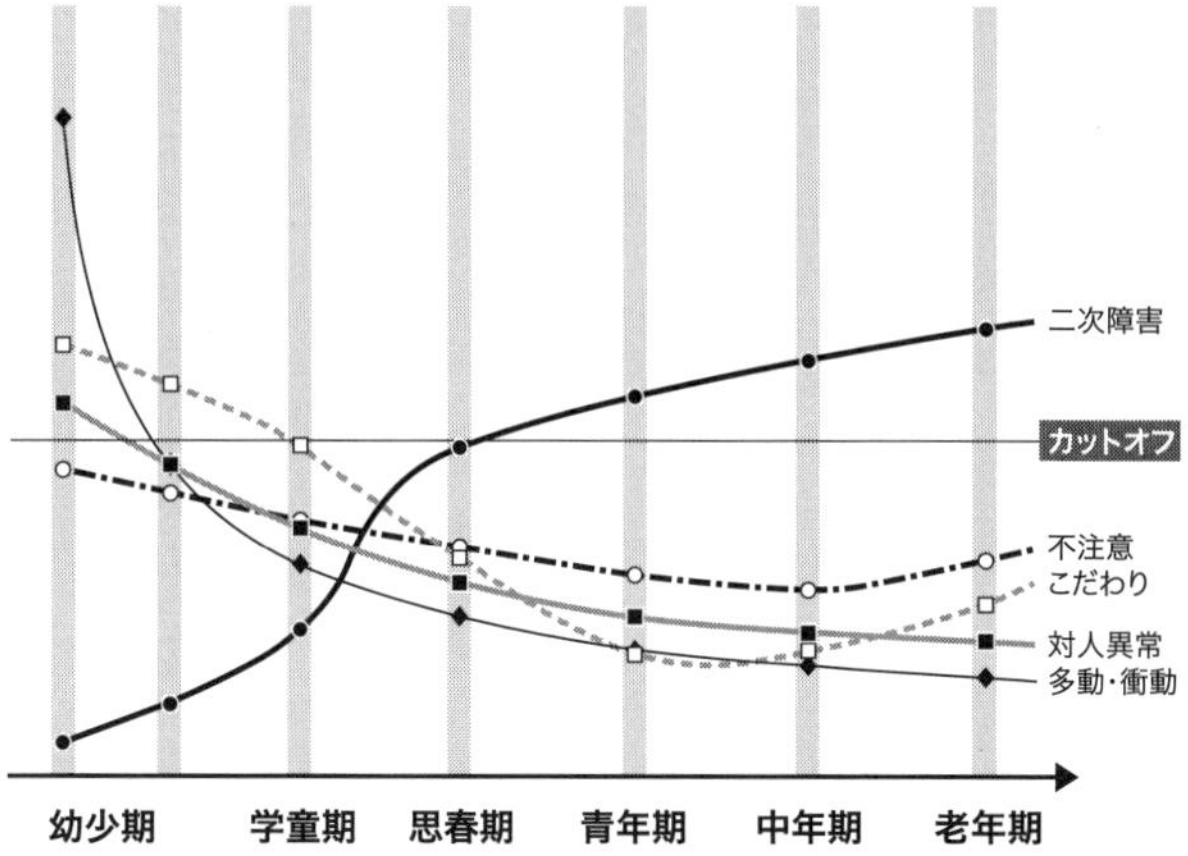

どの時点で切り取るかによって、特性の見え方が変わる

年齢とともに発達障害の特性がどう推移するかの一例を図にしたのが、図４－３です。

特性は年齢とともに推移します。たとえば、子どもはたいてい幼児期には多動ですから、幼児期は多動・衝動が非常に目立ちます。そのため、この子はＡＤＨＤになるのではないかと思っていると、幼児期の後半には多動が治まってきて、こだわりが目立つようになり、対人関係の異常も少しあって、ＡＳＤかもしれないと思う。

学童期に入ると、こだわりは残っているものの、対人関係は徐々に改善し、多動も治まってくる。思春期ぐらいからは、むしろ不注意が目立つようになって、青年期には不注意型のＡＤＨＤと診断される。このような経過をたどる人が少なからずいます。

要するに、一人ひとりの症状や特性はそれぞれのライフステージの中で推移していて、どの時点で切り取るかによって見え方が違いますし、そこへさらに二次障害が加わります。したがって、どの時点で切っていて、どの特性がどういう状態なのかを整理して考えることが大事です。

また、カットオフ、すなわちどこを発達障害陽性と陰性の分割点にするかという問題もあります。図４－３のカットオフの位置を分割点とすれば、二次障害以外はすべて水面下になりますが、位置がもう少し低ければ、不注意型のＡＤＨＤに二次障害が被っていると見えるかもしれません。二次障害が主訴であっても、過去をよくよくたどってみると、さまざまな特性が交錯しながら現在に至っているかもしれないのです。

難しい作業ですが、いろいろな経緯をたどって大人になっているわけですから、それを解きほぐしていくことが、発達障害の診断においては非常に重要です。

発達障害の特性が目立つかどうかは、環境との関係による

児童精神科で診ていた患者さんが成長し、成人の医療機関に紹介すると、過剰診断だと言われることがあると聞きます。成人になった時点での特性だけを診て、過去に発達障害の特性が見られた時期があったことを十分に評価しないので、過剰診断と見えるのです。

しかし、過去にＡＳＤの特性があった人たちは、今はそれが隠れていても、今後また浮き上がってくる可能性があります。ですから成人を診る際には、どのような経過をたどった患者さんかという児童精神科医からの引き継ぎを、きちんと受け止めていただきたいと思います。

個人と環境との間には相性というものがあります。発達障害の特性が目立つかどうかは、絶対的なものではなく相対的であり、個人と環境との関係によります。相性の良し悪しによって、特性が浮かび上がってきたり、水面下に沈んだりするのです。

したがって、短絡的にすべてを発達障害で説明しようとしたり、現時点の状態ですべてを説明しようとしたりするのではなく、時間軸やほかの要因も含めて、ダイナミックな視点で診ていくことが重要だと思います。

古典的な精神病理学では、成人期のパーソナリティや精神病理は、先天性（内因性）の要因と後天性（外因性）の要因が複合的に影響しあって生じるとされてきました。私は、発達障害の特性は、どちらかというと内因性だと思います。生来備わったものであることをベースにして、時間による変化や心理的な要因との相互作用を見ながら検討していく。発達という軸を、成人期のパーソナリティや精神病理の理解のために取り込んでいくことが、今後は必要だと思います。

第5章　薬物療法の現状と課題

松岡孝裕　埼玉医科大学病院　神経精神科・心療内科医長

近年、専門医が不足している中、成人期発達障害の患者さんが増加し、一般精神科医が発達障害の診療を行うことが増えました。そのような一般精神科医の1人として、成人期発達障害における薬物療法の現状と課題について、症例に沿って検討します。

ＡＳＤ特有の症状には保険診療で使用できる薬剤がありませんが、ＡＤＨＤでは3剤が使用可能であり、薬物療法の果たす役割が大きくなっています。まず、それらの薬剤について検討します。その上で、並存する情緒的障害に対する薬物療法についても検討します。さらに、薬剤選択における困難や、試行錯誤についても述べます。

また、本人への生活習慣指導や行動療法的アプローチなど、薬物以外の心理社会的治療も含めた全体像の中に、薬物療法を位置付けることの重要性についても述べます。

１　発達障害診療における当科の取り組み

一般精神科医を「対応医」として育成

最初に、私どもの取り組みについてお話しします。

発達障害は、幼児期から児童期に症状が明らかになってくるものです。そのためかつては、一般精神科医が発達障害を疑った場合は、当院で言えば横山富士男先生（埼玉医科大学病院神経精神科・心療内科、教授）のような、児童・青年期の専門医に紹介するという流れがありました。しかし、その数は圧倒的に不足していて、日本児童青年精神医学会認定医はわずか３８６名（２０２０年）です。そのため、地域によっては児童・青年期専門医の初診が数か月待ちという状況が生じていました。

一方、未受診のまま何年も経過する中で、自尊感情が低下し、抑うつや不安障害などの二次障害を発症して、アームカット、リストカット、過量服薬などを起こし、救急受診する発達障害の人が多くなってきました。私ども一般精神科医が、このような事例をたびたび経験するようになったのです。そこで、このような事態の解消を図るために、一般精神科医も

「対応医」として発達障害の診療を行う仕組みの整備に取りかかりました。

児童・青年期専門医が初診予約を受けられるようにするために、以下のような取り組みを行ったのです。

一定の知識・経験を有する一般精神科医が、専門医の指導を受けられる環境下で、「一定年齢に達した、専門医外来の発達障害再来患者」と「一定年齢以上の発達障害疑い初診患者」などを診療する。

当初は、一定年齢を「高校生以上」としました。

ちょうどその頃、注意欠如・多動性障害（ＡＤＨＤ）の薬や、一部の抗精神病薬の適用拡大が進み、一般精神科医がこの領域に参入しやすい環境が整ってきました。それもあって、対応医による発達障害診療がある程度行えるようになりましたし、地域の医療機関の先生方にも、安定した症例などに関しては、発達障害診療をしていただけるようになりました。

対象年齢の拡大によって初診待機期間を減らす

ところが、このような取り組みにもかかわらず、当院のある埼玉県西部地区では、児童・青年期専門外来の初診は半年以上待ち。未受診のまま二次障害を発症し、リストカットなどをした発達障害患者の救急受診が、依然として続いていました。

そこで、対応医が診療に携わる発達障害患者の対象年齢を「中学生以上」に、さらに「小学生以上」にと、拡大することになりました。

ただし、このような年齢を対象とする際には、初診ないし初期段階の診療における専門医の併診・指導や、臨床心理士や言語聴覚士との連携が不可欠です。療育訓練や学習障害の評価など、我々だけでは手に負えない部分があるためです。現状では、連携のためのシステム作りに取り組み、問題点の抽出に取りかかっているところです。

また、医師の思い込みでつまずかないように、二重三重にバイアスチェックの仕組みを整えることも必要です。複数の情報を集め、それを俯瞰的に見てディスカッションするということですが、あくまでも専門外来ではありませんので、時間的に効率よくしなければなりません。そのために、本人用にＡＱ－Ｊ（自閉症スペクトラム指数日本語版）やＡＳＲＳ（成人期のＡＤＨＤの自己記入式症状チェックリスト）、ＡＤＨＤ－ＲＳ（ＡＤＨＤ評価尺度）、家族用にＡＱ－ＪやＰＡＲＳ－ＴＲ（親面接式自閉スペクトラム症評定尺度）、ＡＤＨＤ－ＲＳなど、いろいろなツールを使っています。

では、実際にどれぐらいの外来患者に対応しているかと言いますと、私は外来の責任者という立場でもありますので、全部で約６５０人、週に約１３０人を担当しています。６５０人のうち、発達障害の人は約20％（約１４０人）です。

発達障害の人の内訳を見ると、児童・青年期の人が54％（77人）、児童・青年期に初診で現在は成人の人が24％（35人）、成人期に初診の人が22％（31人）です。したがって、発達障害の対応医として、私は児童・青年期の人と成人期の人を、半々ぐらいの割合で担当しているわけです。

このあとは、成人期の発達障害診療に携わる担当医としての立場から、症例に沿って、薬物療法の実情と問題点について述べたいと思います。

2　症例に見る薬物療法の実際

発達障害の治療薬として使用可能な薬剤

症例に入る前に、治療薬について述べておきます。

発達障害のうち、ＡＳＤ（自閉症スペクトラム障害）特有の症状に対しては、使用できる薬剤がまだありません。ＡＤＨＤ（注意欠如・多動性障害）特有の症状に対しては、以下の3剤が保険診療で使用可能です（図5－1）。

・メチルフェニデート：oros-MPH（osmotic controlled-release oral delivery system-Methylphenidate）一般名「メチルフェニデート塩酸塩」、商品名「コンサータ」

・アトモキセチン：ＡＴＸ（Atomoxetine）一般名「アトモキセチン塩酸塩」、商品名「ストラテラ」

・グアンファシン：ＧＸＲ（Guanfacine extended release）一般名「グアンファシン塩酸塩」、商品名「インチュニブ」

メチルフェニデートは、中枢神経を刺激して精神活動を高める興奮剤の一種です。効果が現れる早さや反応のよさでアトモキセチンに勝りますが、腹痛、嘔吐、下痢などの消化器症状が出たり、痙攣《けいれん》が起こりやすくなったり、チックの増悪が起こったりすることがありますので、注意が必要です。また、乱用性があります。

アトモキセチンは、非中枢刺激薬であり、乱用性はないとされています。ただし効果が現

図5-1　ADHD特有の症状に対して使用可能な薬

	メチルフェニデート：oros-MPH	アトモキセチン：ATX	グアンファシン：GXR
薬の種類	中枢刺激薬（規制薬）	非中枢刺激薬（非規制薬）	非中枢刺激薬（非規制薬）
作用機序	ドーパミン（DA）再取り込み阻害	ノルアドレナリン（NA）再取り込み阻害	α2Aアドレナリン受容体刺激
効果の発現まで	服用後すぐ 3回の服用で効果判明	投与開始から2週間 安定的効果は6～8週後	1～2週間
効果の持続時間	12時間 オン・オフがはっきり	終日にわたって途切れることなく持続	終日にわたって途切れることなく持続
服用回数	1日1回	1日1回ないし2回	1日1回
推奨事項	痙攣閾値低下、チックの増悪、依存/乱用に注意		投与前心電図検査、血圧測定
副作用	食欲不振、体重減少、不眠等	食欲減退、眠気、頭痛等	傾眠、血圧低下、頭痛等
適応年限	6歳以上	6歳以上	6歳以上

れるのに時間がかかり、腹痛、嘔吐、下痢などの消化器症状が出たりすることがあります。

グアンファシンも非中枢刺激薬であり、乱用性はないとされています。メチルフェニデートとアトモキセチンで症状が十分に改善されない場合や、消化器症状のために服薬の継続が困難な場合などに適応されます。ただし、投与前に心電図をとったり、定期的に血圧を測ったりする方がいいとされています。

グアンファシンはまだ認可されたばかりの薬剤であり、どのような効果があるかなど知見を蓄積中ですし、3剤の使い分けに関しても知見を蓄積中です。

併存する情緒的障害に対する薬物療法

　発達障害に併存する情緒的障害に対しては、抗精神病薬、抗うつ薬、抗不安薬、睡眠導入剤、気分安定薬などを用います。

　抗精神病薬は、ＡＳＤ、ＡＤＨＤに併存する情緒的異常、癇癪・パニックに対して用いますが、使用する際は統合失調症の場合よりも低容量から開始します。症状の振幅、すなわち激しさを減じるのは難しいのですが、症状が起きにくくなる可能性はあるため、それをモニタリングしながら薬剤の量を調整していきます。ただし、心理社会的な対応（生活習慣指導と行動療法的アプローチなど）が必須であり、むやみに薬剤を増量しないように注意が必要です。

　抗うつ薬は、併存する抑うつや不安状態に対して用います。ただし、発達障害の人は基盤となる自尊感情が慢性的に低下している場合が多く、うつ病だけの場合や不安障害だけの場合に比べて効果が劣る傾向があります。そのため、心理社会的な治療の推移を見ながら使用します。また、ＡＤＨＤ治療薬と併用する場合は、薬物の相互作用に留意する必要があります。

抗不安薬は、併存する抑うつや不安状態に対して用いますが、やはり心理社会的治療を補完する形での使用です。また、抗不安薬による眠気が不注意症状に付け加わるため、ADHD治療薬の効果判定が難しくなる場合があります。

睡眠導入剤は、睡眠衛生指導を十分に行った上で、それを補完する形で使用します。薬の効果が残存することで症状が悪化しないように、十分注意が必要です。

気分安定薬は、アップダウンの激しい気分障害が併存する場合や、刺激を受けやすい・興奮しやすい状態が、ADHD治療薬や抗精神病薬で十分に改善しない場合に用います。

以上、ざっとですが、発達障害の治療に使用する薬剤についてでした。これを踏まえて、症例を見ていきましょう。

症例1：ADHD＋ASDの20代女性（Aさん）のケース

Aさん（20代女性）は、小学校入学後から、忘れ物、無くし物などの不注意症状が目立ち始めました。宿題も忘れがちで、提出物も出せないことが多く、朝の支度も間に合わず遅刻してしまう、という状態です。社会性やコミュニケーション、想像力にも障害があり、これは今もそうなのですが、なかなか視線が合わず、挨拶のタイミングがずれたり、言葉を選んでしまったりと、不自然なところがあります。

そのため小学校では孤立しがちで、いじめにもあったようですが、中学校では所属した芸術系クラブですごく気の合った友人もできました。高校でも所属した芸術系クラブで友人ができ、中学高校の6年間は本人らしく過ごせて、適応面での障害はあまり目立ちませんでした。

その後、医療系大学に進学し、ここでも適応できて4年で卒業。ところが、病院という現場に出たところで、つまずいてしまったのです。技術職ですが、パソコンも扱いますし、紙の書類も扱いますし、患者さんとの対話もありますし、マルチタスクになってきたわけです。すると、作業工程を飛ばしてしまう、手順を間違える、報告・連絡・相談もうまくいかない等々のことが出てきて、4か月経っても1人で業務を行えるようになりません。周囲から白い目で見られるようになり、「もう退職するしかない」と思い詰めたのですが、友人に「その前に病院で診てもらったら?」と勧められて、来院しました。

初診のときAさんは、苦笑いを見せる程度で笑顔はなく、質問にはその意味に沿って答えますが、聞かれたこと以外に何かを付け加えることはありません。また、礼節は保たれているのですが、待たされる場面、たとえば会計ファイルを渡すまでに時間がかかってしまったときなどは、おとなしい雰囲気とは不釣り合いな苛立ちを示したりもしました。

以上のことから、ＡＤＨＤとＡＳＤを疑い、精査と治療を同時に進めることにしました。治療は、薬物療法と心理社会的治療（生活習慣指導と行動療法的アプローチなど）です。ただ、親御さんからの情報収集については、本人の同意が得られなかったため、行うことができませんでした。そのため情報にグレーな部分があり、投薬に踏み切るかどうか迷ったのですが、退職か否かという切迫した状況にあることを勘案して、薬物療法を含めた治療に踏み切りました。

私の独善にならないよう、ほかの先生方とディスカッションしたり、通知表を参照したり、ＡＤＨＤ-ＲＳでＡさんの小学校時を評価してもらったり、ＡＱ-Ｊで評価してもらったりした上で、です。

最初はアトモキセチンを投与しました。徐々に増やしていって、１００㎎まで増量したのですが、十分な効果は得られませんでした。日中の眠気やエラーの軽減が見られたかに思えたのですが、業務の負荷によっては効果が不十分で、「薬を飲んでもこの程度なんですか。やはり退職するしかないんですね」と、落胆しておられました。その後、１２０㎎に増量しましたが、消化器症状が出て服用できず、１００mgに戻したという経緯があります。

しかし、もう1種類だけやってみましょうということで、アトモキセチンからメチルフェニデートへの置換を開始。メチルフェニデート36mgの単剤となったところで、不注意症状への効果がかなりはっきりと出ました。Aさん自身も「これは今までと違う」と言っていたのですが、過集中と眠気を繰り返すなど、効果は不安定でした。

そこで、メチルフェニデートを45mgまで増やしたところ、安定した状態になり、それ以来2年以上、問題なく勤務を継続できています。

症例2：ADHD＋ASDの20代男性（Bさん）のケース

Bさん（20代男性）は、幼児期から社会性・コミュニケーション・想像力の障害が見られましたが、小学校入学前後からは多動症状も目立つようになり、席を離れる、集団行動が困難、といった状態になりました。さらに小学校低学年からは忘れ物をする、片づけができないなどの不注意症状も出現。ほかの児童とのトラブルも多く、学校でも家でも叱責されたり注意されたりすることが増えました。そのため、だんだん自尊感情が低下していったのでしょう、自傷行為も出現するようになりました。

10歳のときには、当時はまだ併存という概念はなかったと思いますが、併存としか言いようがないということで「アスペルガー症候群＋ＡＤＨＤ」という診断を受けています。そしてメチルフェニデートやフルボキサミン（抗うつ薬）を処方されましたが、規則的な服薬継続には至らなかったようです。

その後、通級による指導（小中学校の通常学級に在籍する障がいのある児童を、その特性に合わせて個別指導すること）も利用したものの、ＡＳＤとＡＤＨＤの症状のために適応が困難で、しだいにいじめられるようになりました。

中学校も通常学級に進みましたが、校内で頻繁に喧嘩をするため、1年で自主退学となり、2年から別の中学校に編入。しかし、やはり適応できないため、相談室や個別指導塾を利用していました。

高校に入ってからも同様で、適応できずにいじめられて孤立し、引きこもります。しだいに家庭内で暴言、暴力が出現し、壁を殴る、家具を壊すということで、親御さんが堪り兼ねて精神科を受診させました。そこでアトモキセチン、メチルフェニデート、リスペリドン（抗精神病薬）などの薬が処方されましたが、副作用のために十分な量が使えず、いずれも中止されています。

その後、通信制高校に編入して、昼夜逆転しながらも卒業し、大学に進学します。しかし、睡眠覚醒リズムの障害は一層ひどくなり、朝は起きられないで、夜更かしをする。これには、取りかかれない、切り上げられないという問題も関わっていますが、そのため講義に出られません。たまに出ても挨拶をしない、授業中に出て行く、提出物も出さない、教授が注意すると腹を立てて反論する。そんな状態で、単位が取れず、留年してしまいました。

それでもいろいろな温情があって５年で卒業したのですが、４年で卒業できなかったことに、本人はこだわってしまいます。そして、家族に暴言・暴力を振るう一方、一日中独り言を言いながら単位計算に明け暮れるようになったのです。さらに、大学構内に侵入して退去せず、警察に保護されるということもありました。

初診時、Ｂさんはノートを睨みながら、ずっと単位の計算をしていました。視線は合わず、話しかけても一切返事はなく、独り言を繰り返しています。

ＡＳＤがメインだと思うのですが、ＡＤＨＤが併存しているようなエピソードもありましたので、ＡＳＤ＋ＡＤＨＤ併存という見立てをして、治療を開始。診断の検証として、ＡＤＨＤ-ＲＳ、ＷＩＳＣ-Ⅲ（児童・生徒用ウエクスラー知能検査第３版）、ＰＡＲＳ-ＴＲ、Ａ

Q－Jを行ったところ、やはりＡＳＤ＋ＡＤＨＤ併存と考えられました。

Ｂさんには個室に入院してもらい、意思の疎通が回復することを目標に、薬物療法と心理社会的治療を行いました。

薬物療法では最初に、前医が処方していたアトモキセチン１２０㎎を継続投与しましたが、まったく効きませんでした。そこで、アトモキセチンを減らしながら、メチルフェニデートを徐々に増やし、最終的にメチルフェニデート54㎎へと置換したのですが、悪化してしまいました。単位計算に一層没頭して、回診に行ってもなんの反応もなく、完全に無視されるという状態です。

それならばグアンファシンをやってみようということで、本人および家族の説明と同意を得て徐々に置き換えていったところ、４㎎でかなり反応が出ました。睡眠や食欲はどうか、どんな気分かといった問診や簡単な日常会話ならば、話しかければ返事をしてくれるようになったのです。ただし、そのあとはまた計算に戻ってしまいます。常同行動（反復的・儀式的な行動、姿勢、発声など）がなくなったわけではないのですが、注意を切り替えることができるようになったのです。

その後、グアンファシンを６㎎まで増やしたところ、過度な集中を招いてしまったため、

4mgに戻し、それを維持することにしました。これによって、家で暮らすことが可能な状態となり、Bさんは退院することができました。退院後は、在宅に適応できるかどうかを見極めた上で、心理社会的治療をしつつ、急がずに社会参加の道を探る予定です。

症例3：ADHDの20代男性（Cさん）のケース

Cさん（20代男性）は、小学校に入った頃から忘れ物、無くし物、取りかかりの悪さ、時間を守れない等の不注意症状が出始めました。しかし、両親はそれを性格によるものと捉えていたため、受診することなく経過。

中学生になると不注意症状が一層顕著になり、学校からのプリントが親のもとに届かない等のために、母親に毎日叱責されるようになりました。高校生になると症状がさらに悪化し、教科書すら紛失してしまうような状態です。それで母親が注意すると、もう体が大きくなっていますから、暴力を振るう。間の悪いことに、父親が単身赴任で不在となり、暴力がエスカレートしていきました。

初診時、視線は合うのですが憮然とした表情で、問いかけにはぶっきらぼうに返事をします。医師にはかろうじて「です・ます」で答えるのですが、母親が補足しようとすると、一転して「うっせえなぁ、ちげーよぉ！」と声を荒らげたりします。

Ｂさんと同様に各種検査で診断の検証を行ったところ、以下のようなことがわかりました。現状では衝動性が高いように見えるものの、振り返ってみると不注意が際立っている。多動・衝動はピンポイントで、母親への衝動だけは高いけれど、ほかはそうでもない。ＡＱ－Ｊでは、指数があまり高くない。すなわちＡＳＤ的ではない。

これらのことから、診断基準に当てはめればＡＤＨＤがメインだろうと考えて、治療を開始しました。薬物療法、家族療法、行動療法的アプローチなどです。


最初はアトモキセチンを使い、75㎎まで徐々に増やしましたが、消化器症状が出てそれ以上は増量が困難になり、不注意症状への効果も限定的でした。学業の遅れも目立ち始めて、取り戻す分が増えるにつれて、ますます取りかかれないという悪循環に。睡眠・覚醒リズムも崩れがちで、起床時に母親との口論が度重なるようになりました。そこでアリピプラゾール（抗精神病薬）４・５㎎を併用したところ、少しはよくなったのですが、事態の解決には至りませんでした。

そうこうするうちに、携帯端末を持つようになり、携帯端末のゲームで気分転換を図ってはますますリズムを崩し、起床できずに欠席を繰り返すようになってしまいました。これに対して、行動療法の一環として、22時で携帯端末を回収するようにしたところ、回収時に母親に暴力を振るうようになりました。

アリピプラゾールを増量しても効果は不十分で、しかも副作用が出るため7・5mg以上は増やせません。警察官の臨場を要する場面が繰り返し見られるようになったため、私のところで入院治療をすることになりました。

ただ、このようなケースの多くは、入院するとおとなしくなります。Cさんもそうで、医師やスタッフ、ほかの患者さんなどに暴力を振るうことはありませんでした。脳波、画像、血液検査等でも異常がなかったため、2週間の入院で帰宅しました。薬剤は、アトモキセチン75mgとアリピプラゾール7・5mgの併用を継続です。

ただし、帰宅に当たっては、いろいろな設定を見直しました。まず、携帯端末の使用条件を時間限定にする等ガラッと変えました。臨床心理士のカウンセリングも入れました。家で勉強させようとしても無理なので、勉強は図書館ですることにして、家では勉強のことは言わない。そのように、家族療法的・行動療法的設定を見直し、いろいろな工夫をしたことで、なんとか大学に合格することができました。

ところが、大学は時間の自由度が高いため、これがマイナスに働いてしまいました。朝の始業時刻が一定でない、サークル活動で帰宅が遅くなりがち、アルバイトがある日はさらに帰宅が遅くなる。そのようなことが重なって、再び睡眠・覚醒リズムが乱れていきました。アリピプラゾールを9㎎まで増量しましたが、両親が生活習慣について指導すると興奮して暴力を振るい、警察官を呼ぶといった、かつてと同じような光景が蘇ってしまったのです。

そこで、年齢的に適応外使用であることを説明した上で、本人および家族の同意を得てグアンファシンを投与しました。当時グアンファシンはまだ6〜17歳の小児患者用治療薬で、成人患者（18歳以上）への適応追加を申請中でした。

アトモキセチン50㎎とアリピプラゾール9㎎との併用で、グアンファシンを3㎎まで増量したところ、しだいに興奮が見られなくなって、それ以降は少なくとも警察官の臨場はなくなっています。今は就職活動にも取り組んでいます。

３　薬物療法の現状と問題点

診断の確からしさと中枢刺激薬の選択

症例１は退職の危機、症例２は意思の疎通がとれない、症例３は学校や家庭に適応できない、そういう問題に対して薬物療法が解決に寄与したケースをご紹介しました。

ただ、私どもが薬物療法をするときにいつも悩むのは、成人期においては診断の確からしさが低いことです。薬剤選択について、特に中枢刺激薬を選択するかどうかについては、診断の確からしさが非常に重要です。しかし、成人期の発達障害診断においては、児童期とは異なり、目の前で子どもの頃の症状を見ることができません。そのため、どうしても躊躇しながらということになります。

この問題を解消するには、生物学的指標の確立が待たれるところであり、いろいろな研究がなされています。中でも今、ＤＭＮ（Default Mode Network《デフォルト・モード・ネットワーク》）障害仮説が注目されているということで、私どももその研究を行っています。

ＤＭＮ障害仮説とは、何か課題を行うとき、健常者はＤＭＮという大脳の神経ネットワー

図5-2　薬物療法は全体のごく一部

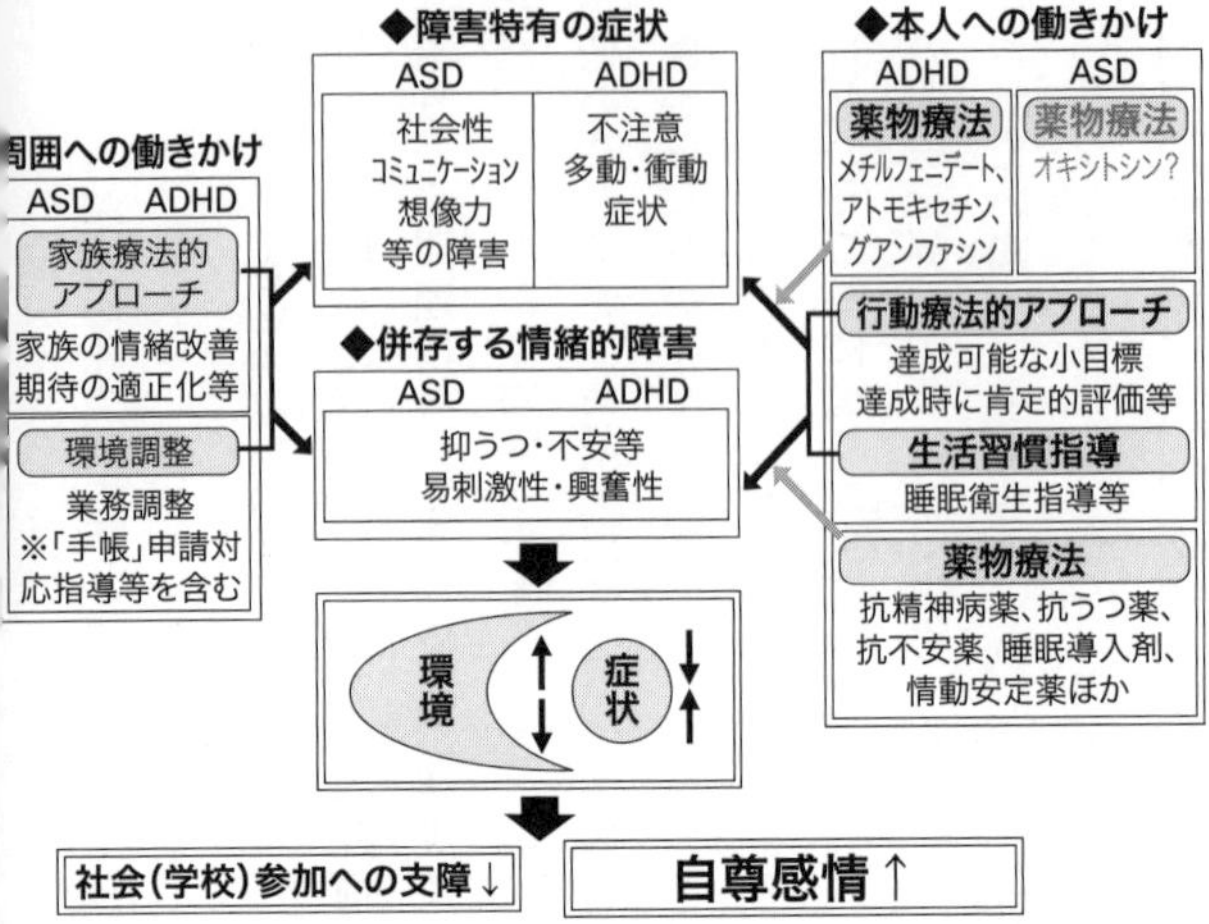

（出所）松岡孝裕、横山富士男、太田敏男：大人の発達障害の薬物療法　―薬の必要なとき、不要なとき―　精神科治療学　32（12）：1585-1590、2017を一部改変

クが抑制されるのですが、ＡＤＨＤ患者ではＤＭＮが抑制されないため、課題に集中できないのではないか、というものです。要するに、集中したいこと以外のことをグッと抑える力が増せば、結果的に集中できるようになるわけで、どうすればそれができるかという研究です。

薬物療法は全体のごく一部である

最後に、薬物療法について振り返ってみたいと思います。図5－2は、私どもが外来で常に手元に置いているものです。

本人に対する働きかけだけを見ても、行動療法的アプローチや生活習慣指導など、薬物以外のことがこれだけあります。

また、周囲へのアプローチも、家族療法的アプローチや、環境調整等さまざまなものがあります。その中で我々はごく一部をやっているのだ、薬物療法は治療全体のごく一部なのだ、ということを見失わずにいるために、これを手元に置いているわけです。

治療の全体像を常に俯瞰しながら、その中に薬物療法を位置付けることが肝要です。そして、治療全体が効果的に働いて、周りの環境も改善していけば、本人の症状が治まっていき、自尊感情の回復も期待できるのです。

第6章　成人期発達障害の心理社会的治療
——デイケアでの取り組みについて

横井英樹　昭和大学　発達障害医療研究所・附属烏山病院

青年期までに問題が表面化しなかった人たちが、就職などによって適応困難になり、大きな問題を抱えることが多々あります。しかし、成人期発達障害者の社会参加に関しては、医療・福祉の支援体制が整備されているとは言えないのが現状です。また、ASD、ADHDともに根本的治療法はまだなく、特にASDでは直接効果のある薬物療法もありません。

このような状況に対処するため、当院では2008年に発達障害専門外来を開設するとともに、デイケアでのASD専門プログラムを開始。13年にはADHD専門外来を開設、デイケアでのADHD専門プログラムも開始し、多くの患者さんをサポートしてきました。

本章では、ASD・ADHD各専門プログラムの内容と参加者の特徴、参加者の困っていること、効果や課題についてご紹介します。

1　成人期発達障害の治療とリハビリテーション

当院における心理社会的治療

発達障害者の社会参加に関しては、2005年に発達障害者支援法が、16年には障害者差別解消法が施行され、18年には障害者の法定雇用率の中に精神障害が加えられるなど、さまざまな仕組みができつつあります。しかし、幼少期から児童青年期までの支援体制が充実しつつある一方で、成人期以降に対しては医療・福祉の支援体制が整備されているとは言えないのが現状です。

また、知的能力の高さや周囲の援助などによって、成人期までに問題が表面化しなかった人たちが、就職などによって自発性が求められたり、環境が変化したりすることで適応が困難になり、精神的・社会的に大きな問題を抱えることが多々あります。

当院では、このような状況に対処するため、08年から発達障害専門外来（ASD外来）を開設。以来10年間で、受診者は6000人を超えました。

しかし、根本的な治療法はASD（自閉症スペクトラム障害）、ADHD（注意欠如・多動性障害）ともにまだなく、特にＡＳＤでは直接的に効果のある薬物療法もないため、カウンセリングやデイケア、作業療法などの心理社会的治療の果たす役割が非常に大きくなっています。そこで当院では、外来開設と同時に、デイケアでのＡＳＤ専門プログラムを開始しました。

さらに13年には、参加者に好評だったプログラムを中心に、全20回の発達障害専門プログラム（ＡＳＤプログラム）を開発（厚生労働省障害者総合福祉推進事業）。このプログラムは、現在当院のＡＳＤショートケアで行われているものですが、参加した人はこれまでに全国で１５００人を超えています。

ちなみに「デイケア」と「ショートケア」の違いは、主に時間の長さです。デイケアは午前から午後の6時間で間に昼食を挟みますが、ショートケアは午前または午後の3時間で行っています。精神科のリハビリではこのほかに、夜間4時間の「ナイトケア」、朝から夜まで10時間の「デイナイトケア」があります。本稿ではこれらのリハビリを総称して「デイケア」と言います。

また、同じ13年にはＡＤＨＤ専門外来の開設と、デイケアでのＡＤＨＤ専門プログラムも開始しました。成人期ＡＤＨＤにおいては、薬物療法が第一選択肢ですが、生活上の困難は薬物だけでは十分に解消できないことも多く、心理社会的治療も重要な要素です。

発達障害専門プログラムの目的

発達障害専門プログラムでは、開発当初から次のような目的を掲げています。まず、「お互いの思いや悩みを共有する」。他者からの理解がされないまま、40年、50年経った段階で診断された、という方もいます。次に、コミュニケーションや対人関係においては、「新しいスキルを習得する」。それから、これが特に大事な点ですが、「自己理解を深める」ことです。

これらの目的に基づいてプログラムが行われ、「より自分自身に合った処世術、対処スキルを身につける」こと、つまり、参加者のみなさんがこれまでにたくさん身につけてきた工夫を、さらにスキルアップするということです。

そして、同じような特徴や生きづらさを持つ仲間で「新たな体験ができる」と考えています。

発達障害の心理社会的治療に関しては、最近では「リハビリテーション」ではなく、「ハビリテーション」と言うことが増えてきました。発達障害においては、障害は先天的なものであり、リハビリテーションすなわち失われた機能の回復、再獲得ではなく、スキルや能力を新たに獲得することが目的だからです。

したがって、我々にとっては、これまでうまく身につけられなかった部分をどのようにサポートできるかということが、ご本人たちにとっては、自分自身の能力にでこぼこがあることを把握し、それをカバーするような新たなスキルをどう獲得していくかということが、デイケアの大きな枠組みであると考えています。

また、デイケアのような場では、今まで出会わなかった、自分と似た人たちと出会います。それまでは集団の中で自分だけがちょっと違うと思っていたのが、自分と似た人がいっぱいいるということで、共感できる仲間と新たな体験ができるのがデイケアではないかと思っています。

図6-1　ASDプログラム

参加者に好評だったプログラムを中心に、全20回の標準プログラムを作成

回数	内容	回数	内容
1	自己紹介・オリエンテーション	11	上手に頼む／断る
2	コミュニケーションについて	12	社会資源
3	あいさつ／会話を始める	13	相手への気遣い
4	障害理解／発達障害とは	14	アサーション（適切な自己主張）
5	会話を続ける	15	ストレスについて
6	会話を終える	16	ピアサポート②
7	ピアサポート（仲間による支援）①	17	自分のことを伝える①
8	表情訓練／相手の気持ちを読む	18	自分のことを伝える②
9	感情のコントロール①（不安）	19	感謝する／ほめる
10	感情のコンロトール②（怒り）	20	卒業式／振り返り

２　ＡＳＤプログラムについて

ＡＳＤプログラムの概要

ＡＳＤプログラムは「講義・体験型プログラム」「心理教育」「ディスカッション型プログラム」から成っています（図６－１）。

講義・体験型プログラムでは、実際のコミュニケーション場面で起こることを、体験的に学習します。心理教育では、ストレス対処法や感情のコントロールについて学びます。ディスカッション型プログラムでは、ディスカッションとピアサポート（仲間による支援）を行います。

ディスカッション型プログラムに関しては、

プログラム開始当初は成立しないのではないかと考えていたのですが、やってみたら非常に有効に機能することがわかりました。そこで、ディスカッションを中心としたプログラムを行うようになったという経緯があります。

ＡＳＤプログラムの対象者

ＡＳＤプログラムの対象者については、プログラムの開発と同時に明確化していきました。まず、状況をある程度理解し分析できる能力が必要だと考えて、言語性ＩＱ90以上を一つの目安にしました。言語性ＩＱとは、主に言語を使った思考力や表現力に関する知能指数です。

それに加えて、プログラムではスタッフを含めて15人程度の集団になりますから、集団でいることに耐えられる必要があります。また、ショートケアでは3時間のプログラムを行いますから、その場や集団を乱すことなく3時間参加できることも必要です。

これらを勘案すると、自閉度があまり強くなく、一定程度の社会性のある人が対象となります。図6－2の斜線部分に相当する人たちです。

このような基準により、デイケアを利用する人たちを「就労者ショートケア」「未就労者ショートケア」「未就労者デイケア」の三つに分け、それぞれ特徴を持ったプログラムを実

図6-2　ASDプログラムの対象者

対象となるのは、言語性IQ≧90を満たし、集団への適応的な参加が一定程度可能な方

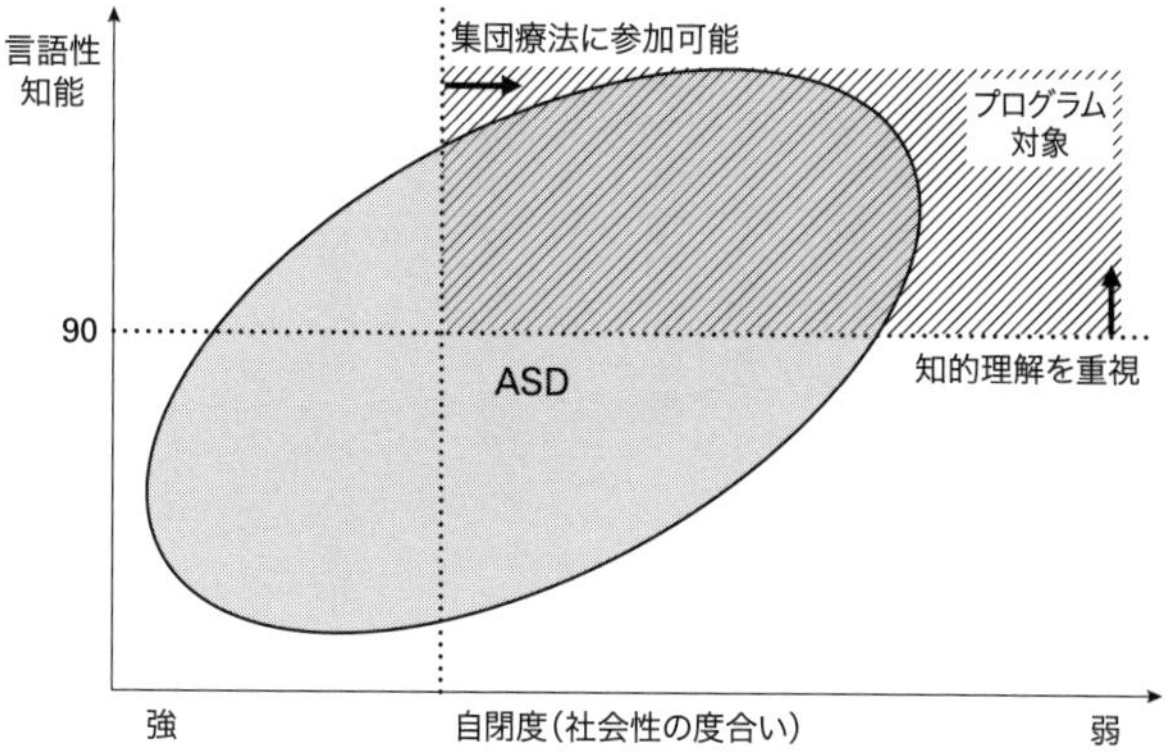

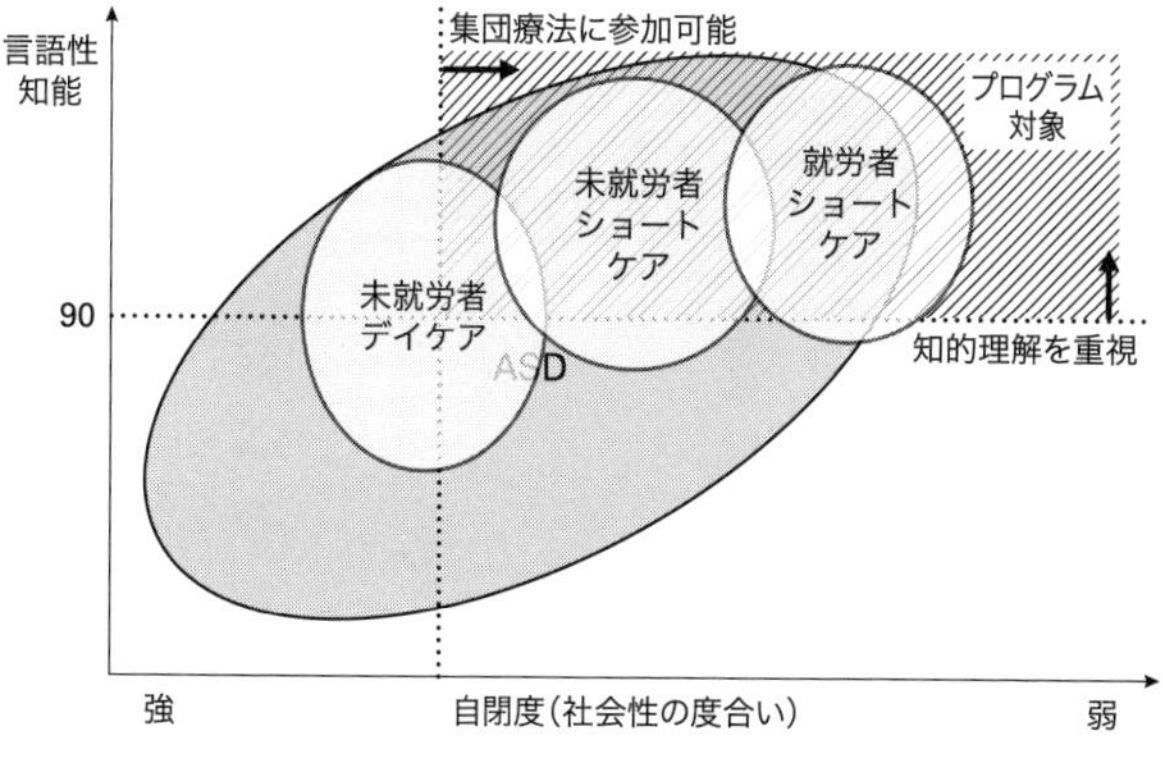

施しています（図6－2下）。

就労者ショートケアと未就労者ショートケアでは、本人用に『大人の自閉症スペクトラムのためのコミュニケーション・トレーニング・ワークブック』を、スタッフ用に『大人の自閉症スペクトラムのためのコミュニケーション・トレーニング・マニュアル』（いずれも星和書店、２０１７年）を使用しています。

３　ＡＳＤショートケアついて

ＡＳＤショートケア参加者の特徴

ＡＳＤショートケア参加者の多くは、これまでの生活史の中で障害を指摘されたことがない、あるいは親は少し心配して受診したけれど「大きくなれば治りますよ」と言われて、成人になるまで医療につながらなかった人たちで、就労中もしくは就労を目指す人が中心です。

生きるのが大変で、苦しみながらも本人なりにカバーして生活してきたけれど、何らかのきっかけで困難を抱えてしまう。大学まではなんとかなったけれど、就職したことで困難を抱えた人や、就職していても異動や昇進によって役割が変わり、指示を受ける側から出す側になったことで困難を抱えてしまった人などがいます。

ＩＱ（知能指数）に関しては、全ＩＱは男女ともほぼ平均的ですが、言語性ＩＱは平均以上の人が多くいます（平均は１００）。

そのほかの特徴としては、「自閉度は強いけれども、人には関心がある」という人もいます。それなりにやってきたけれど、人間関係が難しいと思う、関わりたいけれど関われない、という状態です。そのため、「他人から理解される」「他人に共感する」という経験が乏しく、孤立・疎外経験を積み重ねている。結果として、対人関係を維持するスキルに乏しい人が多いのです。

また、ネガティブな経験としては、いじめを受けた人が多いということがあります。約２０００人のカルテ調査をしたところ、７〜８割の人がいじめられたことがあると回答していました。いじめを受けたことで、人に対して不信感を抱いている人も多いのです。

さらに、失敗したり、叱責されたりといった経験も多々ありますし、中にはパーソナリティの形成に影響するような虐待を受けた人もいます。このようなことからくる自尊心の低下や、不安定な対人関係もよく見られます。

ASDショートケア参加者の「困っていること」

ディスカッションの中で参加者から出る、「困っていること」をいくつかご紹介します。

コミュニケーションの面では、たとえば仕事をしている人で、会議の内容についていけない、という人がいます。1対1の会話ならいいけれど、3人以上の人が話すような場では、要点がつかめなくなってしまうのです。想定していない質問には答えられない、ということもあります。さらに、状況をうまく把握できないことが自分でもわかっているため、先読みしながら対応するけれど、それがすごく疲れるという人もいます。多くの人は、「明日は○○があるから、こうなるかもしれない」と、事前にシミュレーションをするのですが、それが疲れるのです。

注意・関心の面では、熱中すると途中でやめられなくなる「過集中」の問題があります。これはASDの人にも、ADHDの人にもあります。頭の切り替えが苦手という困りごともよく聞きます。

実行機能の面では、二つ以上のことを頼まれると、混乱したり優先順位をつけられなかったりしてうまくこなせない人がいます。聴覚情報をうまく捉えられないため、電話が苦手という人もいます。さらに、先の見通しがつけにくく、計画通りにいかないという人もいます。

生活面では、こだわりが強く、物が捨てられない人が多い。また、習慣となっている行動を変えられず、たとえば体調が悪くても会社に行ってしまったりする人がいます。あるいは、そもそも体調が悪いこと自体に気がつかない。周りが心配するほど具合が悪そうなのに、本人は一生懸命働いている、といったことさえあります。

さらに、季節や場所に応じた服装ができない。通常は、今日の気温が16度とわかれば、「何かもう1枚羽織るか」となりますが、気温と着るものとの感覚がつながらないのです。お風呂に入る、便座に蓋をするなど、当たり前のことがなかなかできないということもありますが、これはどちらかといえばADHD特性のある人でしょうか。

自己認識の面では、「自分がいちばん下」「どうせわかってもらえない」と思っている人が多く見られます。

このような人たちがショートケアで、20回のASDプログラムに継続的に参加することで仲間ができ、自分の居場所ができていきます。また、親が本人の行動を評価する尺度で見ると、プログラム参加後は自閉症的な行動が減少することが、確認できています。

4　ＡＳＤデイケアについて

ＡＳＤデイケア参加者の特徴と目的

ＡＳＤデイケアの参加者は、ショートケア参加者よりも少し自閉度が強く、社会適応がより難しい人たちです。しゃべるのが得意ではなく、集団を好まないため、少人数のグループで行っています。また、ショートケア用のＡＳＤプログラムをそのまま用いるのは少しハードルが高いため、難しい言葉を噛み砕きながら、さらに時間をかけてやっています。頻度は週に1回、6時間です。

ＡＳＤデイケアの目的は、コミュニケーションを取れるようにすること、そして仲間との集団行動に慣れること、ここを自分の居場所にすることです。

ＡＳＤデイケアの内容と効果

プログラムの内容は、コミュニケーションやディスカッションもありますが、レクリエーション的なこともあります。

カードゲームのＵＮＯやトランプをして楽しんだり、自分たちでメニューを決めて調理をしたり、カラオケをしたりします。カラオケでは、みんなで一緒に歌ったり踊ったりもします。

そして、外出もします。普段はあまり外に出ないとか、親御さんと一緒にしか出かけないという人たちが、自分たちで行きたい場所を決めて、集団でどこかに行くという取り組みです。そこでは、人生で初めての経験もあります。「初めての○○」シリーズと呼んでいますが、これまで人生で初めてのラーメン屋やバイキングを経験したりしました。

みんなで一緒に行って、みんなでしゃべっているかというと、別にしゃべってはいないんです。ただ一緒にその場で過ごすだけなのですが、とても穏やかな空気が流れていて、一緒にいるだけで凝集性が高まっていくのがわかります。

そのほかに、メンバーの誕生会なども実施しています。コミュニケーションやディスカッションのトレーニングというよりは、学校のような雰囲気のあるプログラムなのです。そして、この中から次のステップに行く人が、ゆっくりゆっくり出てくるというプログラムです。

みなさんデイケアにはしっかり通って来ますし、ここが自分の居場所だという感覚を持つようです。人と一緒にいることで、「他人を信頼してもいいんだ」と思うようになったかど

図6-3　ADHDプログラム

回数	プログラム内容	補足
1	オリエンテーション／アンケート	自己紹介など
2	ADHDを知る／ディスカッション	医師によるADHD解説
3	認知行動療法／自動思考／認知再構成法	認知行動モデルを理解する
4	不注意／ディスカッション	不注意行動の理解と対策を考える
5	不注意（計画性・時間管理）	
6	不注意（忘れ物）	
7	多動性／ディスカッション	多動性の理解と対策
8	衝動性／ディスカッション	衝動性の理解と対策
9	衝動性（金銭管理）	
10	ストレス対処法／気分転換／環境調整	注意の切り替え方、工夫
11	対人関係（家族編＋職場編）	他者と症状との関連を考える
12	まとめと振り返り／アンケート	

うかは確認してないのですが、そのような感覚が得られているのではないかと思います。

5　ADHDショートケアについて

ADHDショートケアの内容

ASDショートケアで行っているASDプログラムは全20回ですが、ADHDプログラムは、そんなに長いとみんな飽きてしまって来なくなるだろうということで、12回にしています（図6－3）。

プログラムの内容としては、まず「ADHDとは何か」を学びます。不注意・多動性・衝動性など自分たちの特徴や、ストレス対処法についても学びます。さらに認知行動モデルを理解することで、どのような認知によって具合が悪くなるのかという、悪循環の仕組みを理解します。

認知行動療法とは、「ある状況下における感情や行動は、その人の認知、すなわちその状況に対する意味付けや解釈によって決まる」という理論をもとに、認知のパターンを変えることで、不快な感情や問題のある行動を修正していく方法です。

悪循環の仕組みを理解した上で、不注意・多動性・衝動性などで困っていることについて、その対処法をディスカッションします。多くの参加者が、自分でも気づいていないさまざまな工夫を行っているので、それをみんなで共有すると、ある人にとっては当たり前の対処法が、別の人にとっては新たな発見になることもよくあります。

ＡＳＤプログラムと異なる点は、自分が困っていることを言語化できる人が多いので、プログラムをディスカッション中心に進めていくことです。

ＡＤＨＤショートケア参加者の特徴

ＡＤＨＤショートケア参加者は、現在は未就労でも一度は社会に出たことがある、社会経験のある人が多く、コミュニケーション能力が高く対人接触のいい人も多くいます。

具体的には、それなりにうまくしゃべれるため、就職面接は通過する。話がうまい人の場合は優秀に見られるため、周囲の期待が大きくなり、いきなりハードルの高いところからスタートするわけです。ところが実際に働き始めると、「なんでそんなミスをするの？」ということが起こって、最初の地点からどんどん減点されていって、「もっとできる人だと思った」と評価が下がってしまう。

あるいは、衝動的な行動で失敗を重ねる、思ったことが口から出てしまったうっかり発言による対人トラブルや浪費、アルコールや薬物の依存などで困る人もいます。

また、注意がいろいろなことに向くため、キャッチしなくてもいい情報までキャッチしてしまい、しかもそれを指摘せずにはいられない。たとえば、向こうの方でちょっとよくないことをやっていたら、自分が関わる仕事ではないのについ口を出してしまう。喫茶店で隣の知らない人の会話に入ってしまって不審がられたという人もいました。

何かアイデアを思いついたら、それが現状を全否定するものであってもポッと言ってしまい、相手が不快になって「出る杭は打たれる」のようなことになってしまう。本来は伸ばすべき特徴なのに、逆に叩かれてしまうことが、ＡＤＨＤの人には起こりやすいのだと思います。

ADHDショートケア参加者の「困っていること」

ディスカッションの中で参加者から出る「困っていること」には、以下のようなことがあります。

まず、頻繁に物をなくす、時間に遅れる。集中できないために、能力のわりに学業成績が悪かったりしますし、締め切りに遅れることも多々あります。

気分障害との併存があるのかもしれませんが、情緒の不安定さもあります。感情をコントロールできずに爆発してしまう。気分の波が大きいことから双極性障害の治療をしていて、結果的にＡＤＨＤの診断がつく人もいます。このような人は、万能感と無力感を行ったり来たりします。そのため、「自分はなんでもできる！」と思っていろいろな計画を立てたものの、実際にそのタイミングがきたときには、気分が落ち込んでいて全部ひっくり返してしまい信用を失う、といったことが起こったりもします。

対人関係の障害としては、人の話が聞けない、気が短いということがあります。また、かっとなると口汚い言葉を使ったり、つい相手を論破して追い詰めてしまったりして、そのあと自己嫌悪に陥る。これを繰り返したりします。

生活面では、片づけられない、ごみが捨てられない、家事にエネルギーがかかる。金銭管理や行政手続き、公共料金の支払いなどが苦手。できるときとできないときの差が激しい、等があります。

6 心理社会的治療における課題

発達障害専門デイケアの立ち上げ

心理社会的治療の現状が少しおわかりいただけたかと思いますが、今我々が課題であると考えているのは、次のようなことです。

まず、発達障害専門のデイケアの立ち上げの難しさです。全国的に発達障害専門のデイケアを増やしたいということで、さまざまな取り組みがありますし、我々もサポートしているのですが、なかなか増えません。

なぜ立ち上げが難しいかというと、一つには、発達障害専門外来が少ないためです。必ずしも専門を謳う必要はないのですが、外来で発達障害の診療を積極的に行っていなければ、発達障害の人がデイケアに来ることはないわけです。そのため、たとえば関西のある病院では、自分のところだけではグループを構成する10人が集まらないので、近隣のクリニックから患者さんを紹介してもらっています。ところが、これでは参加者の質がばらけてしまって、グループとして機能しないということが起こります。

スタッフの配置の問題もあります。精神科デイケアの基準では、参加者50人に対して医師を含めて4人でいいのですが、発達障害のグループの場合は、10人に対して最低2人はスタッフがいないとうまく回りません。マンパワーがかなり必要であり、スタッフの育成も必要です。

このようなことがあって、発達障害専門デイケアの立ち上げが難しいのです。

プログラムの導入と内容

発達障害専門デイケアを実施しているところの多くは、もともとは統合失調症を中心としたプログラムを行っていました。しかし、発達障害に関われるスタッフの育成や実施場所の確保などの課題もあり、統合失調症中心のプログラムを行っているデイケアが新たなプログラムを付加するのは難しいのです。

全国の国公立病院、大学病院、私立病院、クリニック、診療所にアンケートを実施しましたが、発達障害専門のプログラムを実施する予定のないところが75%を占めています。

２０１８年にＡＳＤのプログラムに対し診療報酬の加算が認められるようになりました。それでも実施予定がないというところがけっこう多いのです。ですから、新たなプログラムを既存のデイケアに付加することがなかなか進まないのが現状と言えます。

プログラムの内容面では、課題がある程度共通した人たちのグループを作り、それぞれに合った内容を用意できると理想的です。

当院でのグループ分けは、年代別に分けていますが、自閉度で分ける場合もあります。年代で分けているのは、若い人とそれなりの年齢の人とでは、社会経験の度合いが異なるため、課題も異なるからです。

さらに、生活支援や就労支援に配慮したプログラムも必要です。

家族への支援

また、家族への支援も大事です。家族と一緒に住んでいる場合は、デイケアではいいけれど、家に帰ると家族とぶつかってしまう、という人が大勢います。家族の理解があるかどうかが、非常に大きいわけです。

図6-4　発達障害専門プログラム

グループ		特徴
ASD ショートケア	就労者	隔週土曜日に3時間プログラムを実施。 約10名×3グループ
	未就労者①	平日に毎週3時間プログラムを実施。 約10名×1グループ
ASD デイケア	未就労者②	言語表出が少なく、大集団を好まない者が対象。デイケア（6時間）の枠組みでプログラムを実施。 約5名×1グループ
ADHD ショートケア	就労者	隔週土躍日に3時間ブログラムを実施。 約10名×2グループ
	未就労者	平日に毎週3時間プログラムを実施。 約10名×1グループ
デイケア		「生活支援プログラム」「就労準備プログラム」の中から選択。他疾患と合同。個別支援を積極的に行う。専門プログラム卒業生も多く通所。
OB会		専門プログラム卒業生のグループ。 凝集性の高まったグループを維持するために実施。2か月に1度程度開催。スタッフは自主的な活動をサポートする。 現在10グループ活動中。
家族会		発達障害家族会「烏山東風の会」が平成23年に発足。会報誌の発行や家族相談会、 デイケアスタッフと共催で家族のつどいを年2回開催。 https://www.kochinokai.com/

そのため我々のところでは年に2回、家族向けのプログラムを行っています（図6－4）。2013年に家族会「烏山東風《こち》の会」が発足し、会報誌の発行や家族相談会、家族会主催の講演会などを行っていますが、そのような熱心なご家族に助けられてのことです。

医療として、患者さんではない（診察券を持たない）ご家族を支えていくことは、経済面では病院側の持ち出しになってしまうという非常に難しい点があります。ただ、家族は本人にとっての生活環境ですから、家族をどう支えていくのか、どのような仕組みで支えるのかを、本人への支援とセットで考えるべきではないでしょうか。

7　OB会やサークル活動の役割

人に慣れるきっかけとしての機能も

最後に、専門プログラムの修了後、仲よくなったグループがどのようなことをしているかをご紹介します。現状では10グループが「OB会」として活動中で、2か月に1回程度自主的に集まっています。

たとえば、みんなで一緒に調理をして食べる、カードゲームや花札をする。カードゲームは、外来の待合室でやって、ほかの患者さんから文句を言われてしまうこともあるようです。あるいは、高尾山にハイキングに行くとか、お酒を飲める人も多いので、ビール工場へ見学に行ったりもします。仲間同士で楽しみ、支え合うピアサポートが機能しています。

毎週木曜日に集まってゲームをするサークルもあります。Nintendo Switch などを持って来て、それをプロジェクターで映して、みんなでゲームをするというものです。なかなか家から出られない引きこもり傾向の人が、この1時間のためだけに来るケースもあり、人がたくさんいる場に慣れていくきっかけとして、うまく機能しているので、こういう方法もありだということを、確認できています。

プログラムやOB会を通して感じるのは、これまで孤立しやすかった発達障害の特性を持つ人が、お互いに理解し合える人や場を求めているということです。このような場を医療だけがずっと提供し続けることは困難ですが、ピアサポート力を生かして相互に支え合える仕組みを作っていくことが、今後の大きな課題の一つと考えています。

第7章　民間における就労支援の現状と今後の予想

鈴木慶太　株式会社Kaien代表取締役

発達障害者の就労支援は、２００５年の発達障害者支援法施行によってスタートし、各地に公的支援機関ができ、それらを軸に支援方法が伝達されて、「自己理解・職業訓練・就職活動支援」という就労支援の王道が確立しました。その流れの中で、存在感が大きくなってきたのが、当社を含む就労移行支援事業所です。

本章では、「診断名を重視しない」「混乱した情報を整理する」など、支援に当たっての当社の基本的スタンスや、スタッフ教育で重視することなどをご紹介するとともに、「洋服を試着するように仕事を試着する」といった、当社の就労支援プログラムの特徴についてもご紹介します。さらに、障害者雇用の大きな流れや今後の動向、最新の取り組みなどについてもご紹介します。

１　当社のサービスの特徴

当社が提供する三つのサービス

当社では、「TEENS」「ガクプロ」「Kaien《カイエン》」という三つのサービスを行っています。

TEENSは、発達障害児向けの〝キッザニア〟と言っているのですが、「放課後等デイサービス」で仕事体験などをするものです。「放課後等デイサービス」とは、児童福祉法に基づく福祉サービスで、小学校・中学校・高校に通う障害のある児童に、放課後や休日に、生活能力の向上のために必要な訓練などを行うものです。

したがって、TEENSは小中高生が対象です。利用者の自己負担額は世帯の所得によって異なります。首都圏の８拠点で行っていて、今は６００人ぐらいが利用しています。これまでに利用した人は１０００人ぐらいです。

ガクプロは大学生・院生や専門学校生が対象で、大阪を含めて４拠点で行っています。内容は、職業訓練、インターン支援、面接練習、書類作成支援、就活準備短期合宿・講座など。今は２２０～２３０人が登録していて、過去８００人ぐらいが利用しました。これは福祉サービスではありませんので、1万～2万円の月謝をいただいて、内定塾あるいはサークルのような形で運営しています。

Kaienは大人が対象の「就労移行支援事業」です。就労移行支援事業とは、障害者総合支援法に基づく福祉サービスで、就労に必要な能力の訓練や、求職活動に関する支援などを行います。利用者の自己負担額は世帯の所得によって異なり、本人と親の世帯が別であれば、本人の世帯所得によります。

これは大阪を含めて8拠点で行っています。毎日200人弱が通っていて、過去1100人ぐらいが就職しました。

発達障害者の就労支援は、2005年4月の発達障害者支援法の施行がスタートです。それによって、各地に発達障害者支援センターなどの公的支援機関ができ、それらを軸に支援方法が伝達されて、「自己理解・職業訓練・就職活動支援」という就労支援の王道が確立したと言っていいでしょう。

その流れの中で存在感が大きくなってきたのが、当社を含む「就労移行支援事業所」です。18（平成30）年の厚生労働省「社会福祉施設等調査」によれば、就労移行支援事業所は全国で３５０３か所（前年から０・９％増）、利用者数は３万５４４２人となっています。従来は特別支援学校経由の就職活動が主流でしたが、大人の発達障害者が増えるにしたがって、就労移行支援事業所を利用することが一般的になってきたのです。

診断名を重視しない

就労支援に当たって、当社では診断名を重視しません。医師によって診断の基準や範囲が異なることが多いと感じるからです。また、当社のスタッフの多くは福祉・医療の経験者ではないため、あまり細かくＡＳＤ（自閉症スペクトラム障害）やＡＤＨＤ（注意欠如・多動性障害）のことを言ってもわからない、ということもあります。

サービス利用者の中には、自分のことをグレーゾーンだと言う人もいますが、それもあまり厳密に区別していません。「グレーゾーンなんです」と言われたときは、「あなたが困っていて、制度を使いたいのであれば、発達障害だという診断を選択して、制度を使った方がいいのではないですか」と言うようにしています。

就労移行支援サービスを利用するには、医師の意見書・診断書を市区町村の障害者福祉担当窓口に提出して、「障害福祉サービス受給者証」を取得する必要があって、申請から取得までに1か月程度かかります。

就労支援に当たってはアセスメント、すなわち当人に関する情報収集を行いますが、その際も発達障害に関することだけを聞くわけではありません。まず親御さんのことを聞き、IQ（知能指数）や発達障害の特性について聞き、そのあとでコンプレックスやトラウマ、二次障害などを聞き、さらに過去の経験でうまく適応できたことや、うまく自分を発揮できたことなどを聞きます。

私としては、どのように支援するかを決めるに当たっては、親の影響がすごく大きいと思っています。親自身に発達障害の傾向があるケースも何分の1かはありますし、過保護だったりするケースもあります。そのためスタッフにも、どのような親であるかをしっかり聞くようにさせています。本人は親から生まれて来たわけで、生まれたときにIQや発達障害の特性などはある程度決まるはずですから、そのような変わりづらい部分をよく見るということです。

その上で、あとから付け加わった二次障害やトラウマがどうなのか、環境に応じた部分がどうなのかなどを見ます。たとえば、ずっと学校に適応できなかったけれど、高校のときのフリースクールだけは適応できてちゃんと通えたのであれば、そのときの何がよかったのかを考える。そのことから、どのような就職先があるかを考えるのです。

スタッフ教育で重視すること

当社は、スタッフの3分の2ぐらいが、福祉・医療系の経験者ではありません。私自身も、未だになんの資格も持たずに支援をしていますが、このような素人だからこそのノウハウがあります。

スタッフには、発達障害の人は心の病ではなく、情報が混乱している状態であると伝えています。したがって私たちスタッフは、その人の心の中を見ようとするのではなく、その人にとってどの情報が混乱しているかを考える。そして本人と一緒に、混乱した情報を整理していくのです。

その方法として、情報を「表出」「制御」「感覚」「認知」の四つに分けて考えることにしています。表出と認知に混乱があるのがASD的な人で、感覚と制御に混乱があるのがADHD的な人だと思いますが、あまり細かくするとスタッフもわかりませんから、これぐらいざっくりした感じで捉えるようにしています。

環境を整えるための基本

どの情報が混乱しているか把握できたら、その対策として「構造化」「視覚化」「単純化」「反復化」「粒度細分化」という五つのキーワードに沿って、情報を圧縮します。情報を圧縮するとは、雑多な情報を本人にわかるように整理することです。この人には、どのような構造化が必要なのか、どのような視覚化が必要なのか、反復化した方がいいのか、といった形で落とし込んでいくのです。

たとえば構造化では、部屋を仕事のスペースとくつろぐスペースに仕切って、どこで何をするかを明確にすることで、仕事ができるようになる人がいます。これを「物理的構造化」と呼んでいます。「時間の構造化」が有効な人もいて、時間を区切って「今何をするか」「次に何をするか」を明確にすることで、うまくいく人もいます。「活動の構造化」と言って、仕事の分量を区切って、どれだけやれば終わりなのかを明確にすることで、仕事ができるようになる人もいます。また、工程を区切って、どのような手順で行えばいいかを明確にすることで、うまくいく人もいます。これを「方法の構造化」と呼んでいます。

就労先の企業にも、たとえば「この箱がいっぱいになったら終わり」というように、その人がうまく自分の能力を発揮できるような仕組みや環境を整えてもらうようにしています。その際に私は、「発達障害者の場合、心を理解するというよりも、情報を整理することが大事です。情報を整理するのは、それほど難しいことではありません。なぜならば、それはみなさんが仕事としてずっとやってきていることだからです」と言うようにしています。

2　当社のプログラムについて

基本は「自己理解・職業訓練・就職活動」の三つ

大人向けの就労移行支援「Kaien」と大学生・院生や専門学校生向けの「ガクプロ」のプログラムについてお話しします。

両者とも、基本は「自己理解・職業訓練・就職活動」の三つです。10年前に当社が就労支援を始めたとき、最初は何をすればいいかよくわからなかったのですが、やはりこの三つだろうということで、これまでやってきました。国の支援機関を見ても、最近できた事業所を見ても、基本的には同様です。自己理解・職業訓練・就職活動の三つに、就職したあとの定着支援が加わる、というのが業界標準になっています。

まず「職業訓練」について述べると、当社では「洋服を試着するように仕事を試着する」と言っています。いろいろな仕事を体験しながら、自分に適した仕事、あるいは適した環境を探していくのです。

単に「データ入力」とか「営業」といった括りで職種を試すのではなく、「上司からこのように指示されるとやりやすい」とか、「こういうマニュアルがあればやりやすい」といったところまで掘り下げて、環境を試すという感じにしています。試せる職種が多くなれば、いろいろな環境を体験できますから、当社では１００種以上の仕事体験を用意しています。

その中には、クリエイティブ専門コースといって、ＨＴＭＬ（Hyper Text Markup Language：ウェブページを作るためのもっとも基本的な言語の一つ）やＣＳＳ（Cascading Style Sheets：色、サイズ、レイアウトなどウェブページのスタイルを指定するための言語の一つ）などを教えるコースもあります。さらに最近では、導入する企業が非常に増えているＲＰＡも学べるようにしています。ＲＰＡ（Robotic Process Automation）とは、従来ホワイトカラーが行ってきた業務を自動化するシステムです。

もちろん、そのような職種だけでなく、社会保険の処理の仕方やデータ入力、あるいは経費の精算、採用事務などについて学ぶコースもありますし、印刷や製本などの軽作業を学ぶコースもあります。

ただ、本人が体験しただけで自分の適性がわかるかというと、実はなかなかわかりません。体験しただけでは、右から左に流れていってしまう。そこで、職業訓練を体験してもらったあとで、１週間か２週間に１回、必ず振り返りをするようにしています。自己理解のためには、振り返りが必要なのです。

これをキャリアカウンセリングと呼んでいますが、たとえば「しっかりしたマニュアルがあれば大丈夫なんですね」などと、本人が自分自身をはっきり理解できるように、体験を意識に落とし込んでいくのです。

穴埋めや動画を利用しての就労支援

就職活動の支援は、かなりきめ細かくやっています。たとえば、志望動機や自己ＰＲなどが書けない人がすごく多いので、穴埋め式で書けるようにしています。もちろん、穴埋め式では日本語がおかしかったり、辻褄が合っていなかったりしますが、まったく何もないところから書いたものよりも、その方が添削しやすいのです。

さらに、〝東進ハイスクール方式〟と言っていますが、「なぜ働くの？　どのぐらい稼がないとダメ？」「障害者雇用・障害者とは？」「障害者枠のメリット・デメリット」など、10分程度のオリジナル動画が３００本以上あり、それを見て就職活動を学べるようになっています。

1対多で一斉に学ぶのではなく、スタッフが見てほしい動画を指定したり、本人が気になるものを見たりして、各自が自分のペースで進められるようにしているのです。動画を利用するのは、スタッフの時間を有効利用するためでもあります。スタッフが説明しようとすると、事前に知識を入れなければならず、そこに時間が取られてしまうからです。

3　今後の障害者雇用の動向について

障害者雇用の大きな流れ

障害者雇用の動向については、私はこの1～2年、劇的な環境変化が起こっていると感じています。

ガクプロから就職する人は、１～2年前までは障害者枠が6割か7割でしたが、18年はそれが逆転して、一般枠での就職がすごく増えました。当社がそのような支援を始めたからというのも若干あるかもしれませんが、人手不足のために一般枠でも受かりやすくなっていることが大きいと思います。

就労移行支援も、数年前までは95％が障害者枠でしたが、19年は障害者枠での雇用が9割か8割まで落ちてきていて、一般枠で就職する人が増えています。

障害者雇用の大きな流れとしては、１９５０年代からインクルージョン（包含）型の障害者雇用、すなわち健常者の中に入るという雇用が、企業に求められるようになりました。しかし、知的障害者はそこになかなか入れないということで、特例子会社として別のオフィスで手厚い支援を受けられる雇用の仕方が求められました。

そして２０１０年代以降は、テレワーク（在宅での就労）も出てきています。あるいはテレワークまでいかない場合には集団テレワーク、つまり1か所に集めて、そこに本社からリモートで指示が来て、常駐する福祉のスタッフがジョブコーチをする、というスタイルも出てきています。

私たちはまだテレワークにまではいっていないのですが、集団テレワーク、すなわちサテライトオフィスは建てています。

サテライトオフィスを始めた理由

当社は、アクセンチュア株式会社というコンサルティング会社と一緒に、サテライトオフィスを始めました。インクルージョン型や特例子会社型ではなかなか仕事ができない二次障害が強い人たちもいますので、ジョブコーチが常駐することによって、そのような人たちをきめ細かく支援し、就職率・定着率を上げるための取り組みです。

なぜこのような取り組みを始めたかというと、企業に応募する人が減ったからです。通常、障害者雇用は年間2万人増えますが、19年は行政が1年間で障害者雇用を1万人弱増やすと伝えられ、実際急に雇用枠が広がりました。すると、公務員になれるということで障害者がそちらに流れてしまう。これまで倍率が高かった企業への応募が少なくなって、例年より就労が困難な人たちを雇用しなければならなくなった。そのためにテレワークやサテライトオフィスという雇用形態が必要で、当社もそれを支援する態勢を整えたのです。

就労支援対象者の多様化

もう一つの大きな流れは、就労支援対象者の多様化です。当社が就労支援を始めた10年前は、当社では、大人になってから発達障害と診断された人への支援が主でした。また、福祉系事業所などでは、特別支援学校出身の発達障害者への就労支援を行っていたと思います。今はそれに加えて、小さい頃に発達障害の疑いがあり、または診断を受け、その後数年にわたって療育（発達支援）を受け、大学や専門学校に進学した新卒学生が、就労支援の対象になっています。

発達障害者支援法によって、発達障害児の早期発見が促され、早期診断・早期支援が進みました。それ自体はいいことであり、本田先生（信州大学医学部。第4章参照）のお話にあったNさんのように、上手な支援を受けている人であれば、きちんと自己理解をし、援助要請などもできて、合理的配慮を獲得できるのだと思います。しかしその一方で、きちんとした療育を受けず、単なる配慮だけされてきてしまった人の中には、就労意欲がなく「このままでもいいんじゃないの？」と、ピーター・パンみたいなことを言う人もいます。あるいは逆に、親が過度に厳しい療育やしつけをしたことで、非常につらい状態になっている人もいます。

そのような多様な人たちに対応しなければいけないのが、今の状況です。

多様な就労支援対象者にどう対応するか

このような現状に対して、私たちがどう対応するかです。失業して困っている人たちに対する支援は、もう8拠点で行っていますので、これ以上直営の事業所を増やすのはやめようと思っています。「福祉の〝星野リゾート〟になる」と言っているのですが、自分たちでやるのはもういいから、全国のほかの事業所の再生や立ち上げを手伝おうということです。福祉・医療未経験者をどう支援者にするかというノウハウや、細かなツールなどがいろいろありますから、そういうものを使っていただこうと思っています。

仕事で困っている人たちに対しては、サテライトオフィスなどで、企業からお金をもらいながら助けられないかと考えています。二次障害や引きこもりの人に関しては、eスポーツというゲームを使って引っ張り出してくるということも始めています。

ただ、きちんとした療育を受けず、単なる配慮だけされてきてしまった人に関しては、すごく悩んでいます。合理的配慮がどういうものか、支援を受け入れながら自立するとはどういうことかを知らず、就労意欲も低いからです。しかも、そのような人たちが今後増えていくと思われるからです。

というのは、放課後等デイサービスを利用している児童が爆発的に増えていて、１学年に１万人から２万人いると思われますが、その中には発達障害児が多く含まれます。その人たちが障害者雇用に流れてきて、年間２万人ぐらい増える障害者雇用のうち１万人ぐらいが放課後等デイサービス出身者となった場合、発達障害者が障害者雇用に占める割合が、かなり大きくなります。そうなると当然、単なる配慮だけされてきた人たちも大きなボリュームを占めることになります。そうなったとき、その人たちの就労支援をどうすればいいのか、という不安があるのです。

そこで、中高生ぐらいから合理的な配慮についてきちんと知ってもらうために、ウェブサイトを作ったり、昭和大学附属烏山病院の取り組み（第６章参照）を参考にして「ライフスキル講座」というものを行ったりしています。また、「キャリアプランニング講座」の一環として、「未来の履歴書を書こう」という講座を行ったりもしています。これらについても動画を作り、確認テストなども行って、スタッフが支障なく回せるようにしています。

これまでは職業訓練が70％で、そのほかの自己理解や就職活動のプログラムなどは30％ぐらいの割合だったのですが、今は職業訓練を50％ぐらいに下げて、空いた20％でそのような基礎的なことをするようにしています。まだすべての拠点でやっているわけではありませんが、そのようなところを増やしている段階です。

10代以降の子を持つ親向けの勉強会を開催

先ほど、アセスメントでは親のことから聞くと述べましたが、親がすごく重要だということが最近わかるようになりましたので、19年から親へのプログラム提供も始めました。10代以降の子を持つ親向けの勉強会です。すごく人気があって、受講料が3万円ぐらいとそれなりに高いのですが、第1期、第2期、第3期ともにすぐ満員になりました。

このようなことも行いながら、発達障害の人の就職について、家族をどうするのか、本人をどうするのかということを考えていきたいと思っています。

第8章　えじそんくらぶの活動
――20年の支援で見えてきたもの

高山恵子　ＮＰＯ法人えじそんくらぶ代表

ＮＰＯ法人えじそんくらぶはＡＤＨＤの支援団体として、会報誌やリーフレット、講座などによる情報提供から活動を開始しましたが、現在はＡＤＨＤを中心に、ライフステージを通じての発達障害全体の支援に関わっています。

今回は、えじそんくらぶ20年にわたる活動の中で見えてきたキーワード、「見立てと適切な支援」「母親による支援と自立」「早すぎる自立の目標」「教育虐待と過剰適応」「安全基地としてのゲーム」についてお話しします。また、家族への支援や「神経心理ピラミッド」を用いた支援などについても述べます。

1　NPO法人えじそんくらぶの成り立ちと概要

えじそんくらぶの設立

えじそんくらぶは、昭和大学薬学部の卒業生3人で、1997年にADHD（注意欠如・多動性障害）の支援団体として設立しました。

設立のきっかけは、25年ほど前にアメリカの大学院に留学して、幼児教育と特別支援教育を学んだときに、自分がADHDとLD（学習障害）であるとわかったことでした。私自身、リタリンという薬を飲んでいた時期もあります。

そこで、帰国後、えじそんくらぶを設立したのですが、とても驚いたことに、相談に来る人たちの中にADHDと確信できる人が少なかったのです。診断名にかかわらず、未診断の人も含め、ASD（自閉症スペクトラム障害）との合併、もしくはASD、特にアスペルガー症候群が疑われる人ばかりでした。20年以上この分野で支援をしていますが、ADHDは卒業があるけれど、ASDは卒業がないというイメージです。小学生のときに「ADHD」と診断されて、いろいろとサポートをしてうまくいったかなと思っていたら、大学や就労でまた相談に来るということがあります。そのタイプの人たちは、あとからＡＳＤの合併タイプと診断がつくことが多いです。また、診断名はつかなくとも、「ＡＳＤがあると考えると問題行動の理由が納得できるし、対応法もわかる」と安心する保護者や本人もおいでです。

当時のＤＳＭ（アメリカ精神医学会発行の精神疾患の診断・統計マニュアル）では、ＡＤＨＤとＡＳＤの合併が多いことを無視していましたが、私は、実体験から多いのではないかと思っていました。

また、ＡＤＨＤと診断されたけれど、実はＡＳＤという人も多く、「自閉症協会にいらっしゃった方がいいんじゃないですか？」と言うと、なぜかショックを受ける人が多いので、このようなアドバイスはするべきではないのだろうかと、悩んだこともあります。

えじそんくらぶの活動内容

えじそんくらぶはＡＤＨＤの支援団体として、会報誌やリーフレット、講座などによる情報提供から活動を開始しました。しかし、完全なるＡＤＨＤだけの方は少なく、現在はＡＤＨＤを中心に、ライフステージを通じての発達障害全体の支援に関わっています。当事者だけでなく、家族や支援者も支援の対象です。

具体的には、会報誌の発行、定例会、心理教育の勉強会、親支援講座、ワークショップ形式の研修会などの開催、電話相談やカウンセリングなどを実施しています。当事者や親が研修会の講師になるためのサポートもしています。さらに、文部科学省や厚生労働省の会議での提言などもさせていただいています。

ＡＤＨＤ学習会も行っていて、昭和大学の岩波明先生や横井英樹先生にも講師としておいでいただいたことがあります。また、成人向けのＡＤＨＤ学習会「成人ＡＤＨＤ等の理解と対応」という全6コマの夜間講座もあり、これは２０１９年までに13クール実施しています。

2　これまでの支援で見えてきたキーワード

見立てと適切な支援

これまでの約20年間にわたる支援で見えてきたキーワードについてお話しします。最初のキーワードは「見立てと適切な支援」です。

えじそんくらぶに相談に来る人たちを見ていると、成人期になってから発達障害と診断された人の多くに、複雑性ＰＴＳＤの特徴があります。複雑性ＰＴＳＤとは、学校でのいじめや家庭での虐待のような、長期にわたる複合的なストレスによって生じたＰＴＳＤ（心的外傷後ストレス障害）です。時間が経ってもその経験を突然思い出したり、強い不安や緊張を感じたりする通常のＰＴＳＤの症状に加えて、慢性的に無力感や絶望感が続き、感情の制御や対人関係が困難などの特徴があります。

また、一見するとうつ病や双極性障害に見える特徴があり、診断名と薬が合っていないと思うことが、しばしばあります。一方、当事者や親御さん、あるいは学校の先生などには薬への過剰な期待があって、薬がすごく効くと思ってしまう。そのために、環境調整や教育、あるいは心理教育がおろそかになってしまうことがあります。

さらに、当事者だけでなく親も、あるいは兄弟姉妹も発達障害の傾向があることがありますから、家族への支援も重要です。

要するに、見立てと適切な支援は表裏一体で、見立てがきちんとできていないと、適切な支援を行うのは難しいのです。

私は薬剤師の資格も持っていますので、基本的に薬物の効果が最大限、有効活用されることを願ってもいます。

母親による支援と自立

二つ目のキーワードは「母親による支援と自立」です。

幼少期に発達障害と診断されて、親から非常に熱心なサポートを受けた人は、学童期にはとてもいい状態になります。ところが、完璧に近いサポートを受け続けたために、逆に、本人が自己理解やレジリエンス（ストレスへの抵抗力、精神的回復力）、自己解決力、自己決定力などを身につける機会を逸してしまうことがあります。

えじそんくらぶに来る当事者たちは、基本的に知的発達の遅れがない発達障害の方たちやその傾向がある人ですから、適切な支援を受ければ自立しやすいのですが、このような状態だと成長してから具合が悪くなってしまう。ちょっともったいないな、と思うことがあります。

一般より遅い時期の思春期に、「親から自立しなければいけない」と突然思い、そこで自己理解が深まって同世代と比べた自分の状態に愕然とする、といったことが起こります。親から自立できない、友達も作れない、どうしたらいいのか、と。そして、抑うつ的な症状が出たり、自殺企図が出たりする場合があります。松岡孝裕先生（埼玉医科大学病院。第5章参照）が、「アームカット、リストカット、過量服薬などを起こし、救急受診する発達障害の人が多い」とおっしゃったのは、このような理由によるものもあるのではないかと思います。

早すぎる自立の目標

三つ目のキーワードは「早すぎる自立の目標」です。

「自立が大切」「自己決定が大切」と、いろいろな支援者がおっしゃるために、何が何でも自立させなければいけないと、親も追い詰められてしまうことがあります。自立の練習もしていないしスキルもないのに、自立を目標にしてしまって、援助も受けられず、具合の悪くなるケースがあるのです。

たとえば、ある有名な国立の就労支援サービスを受けることになり、親は「ここに行けば、1人で何もかもできるようになるのだろう。そういう指導をしてくれるのだろう」と思って、手放してしまった。ところが、本人は困ったときにもSOSを出せず、SOSがないので支援もなく、かなり高い知能を持ちながらも、そのまま放っておかれて就労できなかった、ということが実際にありました。

支援がまったくない状態では、IQは高くても自立が難しい人もいます。発達特性はずっと残っていきますから、それを親御さんや支援者に知ってもらうことが非常に重要だと思います。

教育虐待と過剰適応

四つ目のキーワードは「教育虐待と過剰適応」です。

我が子に発達障害という診断名がついたとたん、「ママがしっかり治してあげるから大丈夫」という感じで、すごく気合いを入れてしつけをしてしまう親御さんがいます。最近では「教育虐待」という言葉もありますが、「あなたの幸せのために」という感じで、いろいろなことを平均的にさせたいとすごく頑張らせてしまうのです。

ＡＤＨＤの人は「そんなことできないよ」と言うことがけっこうありますが、ＡＳＤの人は真面目ですから、指示されたことはやらないといけないと過剰適応してしまう。頑張って適応して、あとでバランスを崩してしまうのです。

あるいは、発達障害がありながらも受診につながらず、本人も親も教師も「努力すればなんとかなる。障害ではない」という視点に立ってしまうことがあります。その場合、本人がＳＯＳを出さない、あるいは最後までやりたいと思うタイプだと、過剰適応が起こって、長期のストレスによって心身ともにバランスを崩してしまいます。

日本の文化では頑張ること、我慢することが重要とみなされますから、親が「頑張らせなければいけない」「我慢させなければいけない」と、勘違いしてしまうところがあるのではないかと思います。

3　発達障害のある人への支援の課題

安全基地としてのゲーム

まず、非常に難しいと思っていることに、ゲーム依存の問題があります。なぜ難しいかというと、ゲームが安全基地になっているからです。

報酬系（欲求が満たされたときなどに活性化する脳の神経系）が活性化するから依存するというのではなく、ほかにやることがないからとか、ゲームをやると嫌な感覚を忘れられるから、友達がいないからということで、ゲームに依存する。あるいは、学校でのいじめから逃避するためにゲームに依存する、というケースもあります。

このような人たちは、ストレスの原因を取り除き、ほかに達成感を得られることがあれば、ゲームの時間を減らせます。完全に止めるというより、実行機能を強化して、コントロールすることが大切なのです。つまり、アルコール依存症などの治療と違い、別の視点が必要です。それには義務教育レベルでの予防教育が重要だろうと考え、『やる気スイッチをON！実行機能をアップする37のワーク』（合同出版）という本を作りました。

医師の先生方には、ぜひ教育分野でご講演をしていただきたいと思います。学校の先生方が医学的に発達障害のことをよくわかっていないために、ゲーム依存への対処法などもわからない、ということがあるからです。

親の支援

また、親支援の重要性も痛感しています。親のストレスがすごいのです。そこで10年ほど前から、親支援講座を開催するようになりました。リーフレットを使った心理教育、「ちょこっとチャット」を使ってのグループワーク、ストレスマネジメント講座、夜間講座などです。ちょこっとチャットはアイスブレイク（初対面の人が集まったときに、緊張をほぐすための手法）に最適なカードゲームです。グループを作って1人ずつカードをめくり、そこに書かれた質問に答えます（「パス」もOKです）。答えている間、グループの人たちはその答えを傾聴します。自己紹介が苦手な方も参加しやすく、相互理解とともに相手を受け入れる雰囲気が作られますので、その後の講座がスムーズになります。

夜間講座では、アンガーマネジメント（怒りのコントロール）や自己理解、実行機能など、さまざまなテーマを取り上げています。この講座の特徴は、当事者だけでなく親や支援者も入って、みんなでディスカッションすることです。

親御さんは、「自分の子と話ができなくなってしまっているので、当事者と話せて嬉しい」、当事者は、「親子関係が悪くなっていて、実の親には言えないことがあるけれど、それが言える」、支援者は「双方の話を聞ける」、と三者ともに、非常にいい学びの場になっています。

ただ、親支援講座に参加しない、つながれない人たちをどうするかという問題があります。つながれない親御さんの中には発達障害のある人もいて、虐待防止のためには、そのような親御さんをこそ支援しなければなりません。したがって、今後はその点についてもなんとかしていきたいと考えています。

図8-1　神経心理ピラミッド

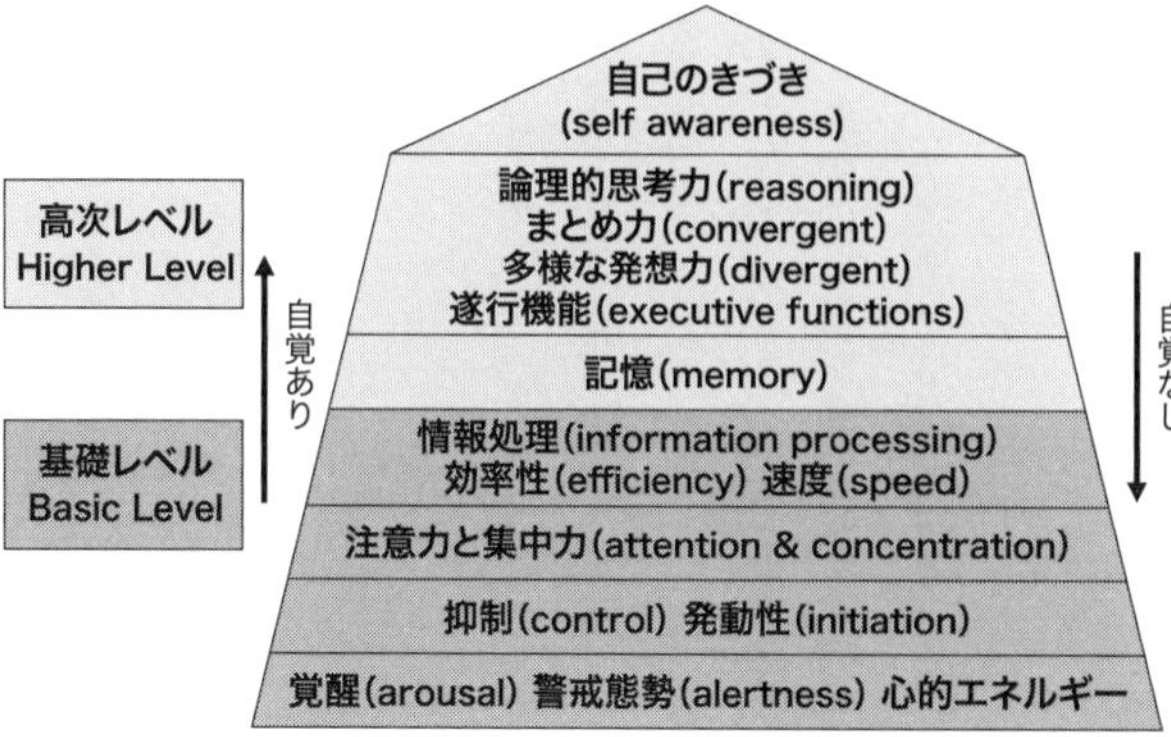

※立神粧子「総合リハビリテーション　2006年5月号」（医学書院）より引用改変
（出所）『ライブ講義　高山恵子Ⅰ　特性とともに幸せに生きる』高山恵子、岩崎学術出版社

神経心理ピラミッドを用いた支援

最近、私が気に入っているのは、「神経心理ピラミッド」というものです（図8－1）。これは高次脳機能障害のリハビリテーション用のモデルで、下段をきちんとサポートしないと、その上の段がうまく働かないことを示しています。

たとえばアンガーマネジメントといっても、最下段の「覚醒」状態がよくなかったり、「警戒態勢」で不安が強かったり、感覚過敏などがあったりすると次の段の「抑制」ができず、怒りが治まりません。同様に、最下段がうまくいかないと、その上の「発動性」が働かず、やる気スイッチが入りません。

えじそんくらぶに来る人たちは、診断名が

複雑な人や、私たちがパステルゾーンと呼んでいる、診断名がつかないけれど支援の必要な人や、障害を受容できない人など、いろいろです。そのような多様な人たちをどう支援すればいいかというときに、このモデルを使うとうまくいくように思うのです。そこで、これを発達障害の支援に使いたいと思って、仕組み作りに取り組んでいるところです。

学校での配慮

過剰適応してしまうことや、不安が強いことなどに関しては、学校の先生方に理解していただくことも大事だと考えています。宿題の量を減らすといったことで、解決できる場合もあるからです。

そして、そのような合理的配慮を求める際には、医師の一筆が物を言います。大学生であっても、医師の一筆があれば配慮してもらえるのです。したがって、医師の方々には、ぜひご協力いただきたいと思います。

女性と発達障害

また、医師の方々には、ぜひ女性と発達障害について研究していただきたいと思います。

小学生のときはなんとかなっていたけれど、中学生になったら急に具合が悪くなる子がいる、つまり女性ホルモンの乱れによって障害特性が悪化することがあるからです。

さらに、婦人科の先生に対して、ぜひ発達障害の説明をしていただきたいと思います。発達障害の人における、摂食障害の早期発見のためです。摂食障害で無月経になったとき、女性ホルモン剤を投与するだけというケースがありますが、その現象の下にあるストレスなどにもう少し注意を払い、いろいろ聞いていただきたいのです。

とにかく予防をきちんとしていかないと、どんどん病院が混んでしまいますから、いろいろな研究をして、教育や保育の現場に戻していただきたい。そうしていただけるとありがたいと思っています。どうぞよろしくお願いいたします。

参考文献

『やる気スイッチをON！　実行機能をアップする37のワーク』高山恵子、合同出版、２０１９年
『ライブ講義　高山恵子Ⅰ　特性とともに幸せに生きる』高山恵子、岩崎学術出版社、２０１８年
『最新図解　女性のＡＤＨＤサポートブック』榊原洋一・高山恵子、ナツメ社、２０１９年
『自己理解力をアップ！　能力を最大限発揮するための38のワーク』（仮題）高山恵子、合同出版、２０２０年

監修者・著者紹介

岩波明（いわなみあきら）
一九五九年、神奈川県生まれ。東京大学医学部卒業後、都立松沢病院、東京大学医学部精神医学教室助教授、埼玉医科大学准教授などを経て、二〇一二年より昭和大学医学部精神医学講座主任教授。一五年より昭和大学附属烏山病院長を兼任、ＡＤＨＤ専門外来を担当。医学博士。『発達障害』（文春新書）、『精神鑑定はなぜ間違えるのか？』（光文社新書）、『女子の発達障害』（青春新書インテリジェンス）など著書多数。

小野和哉（おのかずや）
児童精神科医。一九九〇年、香川大学医学部医学科卒業。東京慈恵会医科大学精神医学講座准教授を経て、二〇一七年より聖マリアンナ医科大学神経精神科学教室特任教授、東京慈恵会医科大学精神医学講座客員教授。医学博士。専門は児童思春期精神医学、精神療法学、精神病理学。日本ＡＤＨＤ学会事務局長。

柏淳（かしわあつし）
一九六三年、群馬県出身。東京大学医学部卒業。医学博士。精神科医。米国ソーク研究所、東京医科歯科大学精神科講師等を経て、二〇〇九年より医療法人社団ハートクリニック　ハートクリニック横浜院長。日々成人期発達障害者の診療に携わる一方、横浜市発達障害検討委員等を務めるなど地域との連携にも力を入れている。本書の元となった第１回成人期発達障害臨床医学会・学術集会では大会長を務めた。

監修者・著者紹介

林寧哲（はやしやすあき）
一九六六年、千葉県出身。精神科医。日本精神神経学会認定精神科専門医。ランディック日本橋クリニック院長。一九九三年、北里大学医学部卒。北里大学耳鼻咽喉科頭頚部外科、国立相模原病院耳鼻科、国立療養所晴嵐荘病院循環器科などを経て、二〇〇三年、福島県立医科大学医学部神経精神医学講座に入局、同大学院研究生。〇四年、東京・日本橋にランディック日本橋クリニックを開業。

本田秀夫（ほんだひでお）
精神科医師。医学博士。一九八八年、東京大学医学部医学科を卒業。東京大学附属病院、国立精神・神経センター武蔵病院を経て、横浜市総合リハビリテーションセンターで二〇年にわたり発達障害の臨床と研究に従事。二〇一一年、山梨県立こころの発達総合支援センターの初代所長に就任。一四年、信州大学医学部附属病院子どものこころ診療部部長。一八年より信州大学医学部子どものこころの発達医学教室教授。著書に『自閉症スペクトラム』『発達障害』（ともにSB新書）など。

松岡孝裕（まつおかたかひろ）
一九八八年、埼玉医科大学精神医学教室入局。九九〜二〇〇一年、アメリカ国立衛生研究所（NIH）に留学。〇五年、埼玉医科大学病院神経精神科・心療内科医長（講師）。〇八年より埼玉医科大学国際医療センター精神科救命救急科部長（講師）を兼務。

横井英樹（よこいひでき）
臨床心理士、公認心理師。一般企業で設計開発業務に五年間従事後に、大学院にて臨床心理学を専攻。二〇〇二年より昭和大学附属烏山病院に勤務。〇六年からはリハビリテーションセンターにてデイケアを担当。ＡＳＤ専門プログラム、ＡＤＨＤ専門プログラムの立ち上げに携わる。集団療法だけでなく、個別の生活支援、就労支援なども行っている。

鈴木慶太（すずきけいた）
長男の診断を機に発達障害に特化した就労支援企業Kaienを二〇〇九年に起業。放課後等デイサービス「TEENS」、就労移行支援「Kaien」の立ち上げを通じて、これまで一〇〇〇人以上の就職支援に携わる。文科省の第一・二回「障害のある学生の修学支援に関する検討会」委員。著書に『発達障害の子のためのハローワーク』（合同出版）、『知ってラクになる！　発達障害の悩みにこたえる本』（大和書房）。東京大学経済学部卒・ノースウェスタン大学ケロッグ経営大学院修了（ＭＢＡ）。星槎大学共生科学部特任教授。

高山恵子（たかやまけいこ）
ＮＰＯ法人えじそんくらぶ代表。臨床心理士。薬剤師。昭和大学薬学部兼任講師。昭和大学薬学部卒業。アメリカトリニティー大学大学院修士課程修了（幼児・児童教育、特殊教育専攻）、同大学院ガイダンスカウンセリング修士課程修了。児童養護施設、保健所での臨床を経て、ＡＤＨＤ等高機能発達障害のある人と家族を支援。また、大学関係者、支援者、企業などへ研修を提供。中央教育審議会専門委員や内閣府中央障害者施策推進協議会委員等を歴任。ハーティック研究所を設立。著書多数。

岩波明（いわなみあきら）
1959年神奈川県生まれ。東京大学医学部卒業。精神科医。現在は昭和大学医学部精神医学講座教授。著書多数。

小野和哉（おのかずや）
児童精神科医。現在は聖マリアンナ医科大学神経精神科学教室特任教授、東京慈恵会医科大学精神医学講座客員教授。

林寧哲（はやしやすあき）
1966年千葉県出身。北里大学医学部卒業。精神科医。国立療養所晴嵐荘病院循環器科等を経て、現在はランディック日本橋クリニック院長。

柏淳（かしわあつし）
1963年群馬県出身。東京大学医学部卒業。精神科医。東京医科歯科大学精神科等を経て、現在はハートクリニック横浜院長。

おとなの発達《はったつ》障害《しょうがい》
診断《しんだん》・治療《ちりょう》・支援《しえん》の最前線《さいぜんせん》

2020年8月30日初版1刷発行

著　者 ── 岩波明 監修　小野和哉
　　　　　林寧哲　柏淳 ほか

発行者 ── 田邉浩司

装　幀 ── アラン・チャン

印刷所 ── 萩原印刷

製本所 ── 国宝社

発行所 ── 株式会社 光文社
東京都文京区音羽1-16-6（〒112-8011）
https://www.kobunsha.com/

電　話 ── 編集部03（5395）8289　書籍販売部03（5395）8116
業務部03（5395）8125

メール ── sinsyo@kobunsha.com

 ISBN 978-4-334-04491-6

光文社新書

1070
座右の世阿弥
不安の時代を生き切る29の教え
齋藤孝

「いま、ウケることをやる」「思い込みにとらわれない」……。世阿弥の『風姿花伝』『花鏡』には「名言」が満載だ。その世阿弥の言葉を、今日的なわかりやすい表現で一挙紹介する。

978-4-334-04477-0

1071
高城式健康術55
医師が教えてくれない家庭の医学
高城剛

「僕は心地よく生きるために健康に気を配っている」——絶えず世界各地を行き来しつつ活躍を続ける著者が、パフォーマンスの質を保つために注目・実践する次世代の最新医療とは。

978-4-334-04478-7

1072
沖縄から貧困がなくならない本当の理由
樋口耕太郎

「沖縄問題」を突き詰めることは、日本の問題を突き詰めることであり、それは、私たち自身の問題を突き詰めることだ——。「コロナ後の世界」のありかたをも問う、鮮烈の問題作。

978-4-334-04479-4

1073
ＡＶ女優の家族
寺井広樹

親にはデビュー前に話したのか、兄妹には何を伝えたのか、そして子供には自分の仕事を明かすのか？　女優たちが赤裸々に語る「家族」の話から、新しい時代が見えてくる。

978-4-334-04480-0

1074
ＡＩとカラー化した写真でよみがえる戦前・戦争
庭田杏珠　渡邉英徳

戦前から戦後の貴重な白黒写真約３５０枚を最新のＡＩ技術と、当時者への取材や資料をもとに人の手で彩色。カラー化により当時の暮らしがふたたび息づく。

978-4-334-04481-7

1075

文学こそ最高の教養である

駒井稔＋「光文社古典新訳文庫」編集部　編著

社会を、人間を、広く深く知るのに最も役立つのが文学だ――。紀伊國屋書店新宿本店の人気イベントが書籍化。名翻訳者14人が初歩的な所から語りでナビゲートする古典文学入門編。

978-4-334-04482-4

1076

天文学者が解説する 宮沢賢治『銀河鉄道の夜』と宇宙の旅

谷口義明

賢治には未来が見えていた――。このユニークな童話はどのように構想され、賢治は宇宙に何を見ていたのか。これまでにないアプローチで作品の魅力に迫る。【渡部潤一氏推薦！】

978-4-334-04483-1

1077

南極で心臓の音は聞こえるか 生還の保証なし、南極観測隊

山田恭平

「南極大陸の奥に進むと、静かすぎて己の心臓の音が聞こえるという」――そんな伝説めいた話から南極を目指した著者による、1年4カ月の滞在記。南極観測隊のリアルが分かる一冊。

978-4-334-04484-8

1078

子規を「ギャ句」る 名句をひねると「ギャ句」になりました

夏井いつき

名句をひねって味わう遊びへの誘い。俳句の辛口先生が正岡子規をギャ句った作品を募集し採点。原句があるから誰でも始められ知識と技を同時習得。最小変化で最大効果を狙え！

978-4-334-04485-5

1079

小池百合子　権力に憑かれた女 ドキュメント東京都知事の1400日

和田泰明

【緊急出版！】メディアの特性を熟知した政治家・小池百合子。築地市場移転、東京五輪、新型コロナ対策など、4年間の彼女の実績を、「週刊文春」記者が徹底取材で明らかにする。

978-4-334-04486-2

光文社新書

1080
クワバカ
クワガタを愛し過ぎちゃった男たち

中村計

「クワバカ」とは、クワガタを愛し過ぎて、人生を賭してしまった男のこと。そんな男たちの人生を生き生きと描く傑作〝昆虫〟ノンフィクション、ついに刊行。クワガタ沼へようこそ!

978-4-334-04487-9

1081
新型コロナから見えた日本の弱点
国防としての感染症

村中璃子

世界の多くの国で、新興・再興感染症は国防の要である。WHOでの勤務経験を持つ医師・ジャーナリストが、新型ウイルスとの闘いを外交・国防、ビジネスの観点から捉え直し伝える。

978-4-334-04489-3

1082
「文」とは何か
愉しい日本語文法のはなし

橋本陽介

なぜ文法の授業はつまらないのか? 本書は「文」とは何かというそもそもの話から論を起こす。誰もが退屈さを覚えた「文法」について、若き研究者がイメージを一新する。

978-4-334-04488-6

1083
面白いことは上司に黙ってやれ
日本発の新ビジネスを生み出すには?

春日知昭

日本で創造的なビジネスがうまくいかない理由とは? ソニーでAIBOの開発などに携わったロボット開発者が、日本が世界で再び存在感を示すための考え方を記す。【松尾豊氏推薦!】

978-4-334-04490-9

1084
おとなの発達障害
診断・治療・支援の最前線

岩波明監修　小野和哉
林寧哲　柏淳ほか

ADHD、ASD、ADHDとASDの併存、発達障害と愛着障害との関連、二次障害、就職・仕事——臨床医・支援者が、最新の知見に基づき、皆さんの困りごとに答えます。

978-4-334-04491-6